스마트폰 노안

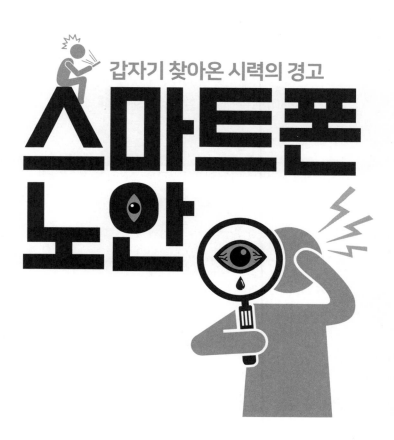

갑자기 찾아온 시력의 경고

스마트폰 노안

옥당

스마트폰 없이 살 수 없는 시대

노안이 올 나이도 아닌데 부쩍 눈이 침침해진 것 같다면 혹시 스마트폰 노안은 아닌지 의심해보아야 한다. 만약 스마트폰 화면에서 눈을 떼자마자 시야가 부옇게 흐려진다면 스마트폰 노안일 확률이 높다. 이 정도로 자각 증상이 있다면 이미 스마트폰 노안이 꽤 진행 중일 것이다.

스마트폰 노안이라고 하면 눈에 생기는 이상이라고 생각하기 쉽지만, 눈 말고도 다양한 신체 증상으로도 나타난다. 예를 들어 예전보다 어깨 결림이 심해졌다면, 그것도 스마트폰 노안 때문일 수 있다.

스마트폰 노안은 이름 그대로 지나친 스마트폰 사용으로 생기는 눈의 질환이다. '노안'이라는 이름만 듣고 노년층에만 해당하는 질환이라고 생각하면 착각이다. 나이와 상관없이 누구나 걸릴 수 있는 신종 질환이기 때문이다.

최근 스마트폰 노안에 걸리는 사람들이 급속도로 늘어나고 있다. 스마트폰은 우리 생활 깊숙이 파고들었고, 이미 현대인의 생활필수품이 되었다. 전철이나 버스에서도 스마트폰에 푹 빠져있는 사람들을 어렵지 않게 찾아볼 수 있다. 전철을 타면 사람들이 죄다 스마트폰 화면에 코를 박고 있는 기이한 광경을 보게 되기도 한다.

사람들은 아침부터 밤까지 스마트폰을 한시도 몸에서 떼어놓지 않는다. 밖에서는 물론 집에서도, 잠 잘 때조차 스마트폰을 내려놓지 않는다. 스마트폰 없이는 살 수 없는 시절이 되었다.

그래서인지 매일같이 스마트폰 노안 증상을 호소하는

환자가 병원 문을 두드린다. 스마트폰 노안 환자는 해마다 증가해 이제는 국민병이 될 지경이다.

　스마트폰 노안으로 힘들어하는 환자들을 볼 때마다 위기를 실감한다. 이대로 두면 시력뿐 아니라 다른 건강도 잃을 수 있기 때문이다. 더는 두고 볼 수 없다는 위기감에 이 책을 쓰게 되었다.

　그렇다고 스마트폰을 없애자고 주장하는 건 아니다. 오히려 스마트폰을 생활에서 현명하게 활용하는 방법을 알리는 것이 이 책의 집필 목적이다. 이 책에서는 일상생활에서 스마트폰을 건강하게 사용하는 구체적인 방법과 아이디어를 담으려고 노력했다. 자신의 증상이 이 책에서 지적하는 증상과 비슷하다면, 주저하지 말고 책에서 제시하는 방법대로 해보길 권한다.

　스마트폰 노안은 올바르게 대처하면 반드시 치료할 수 있다. 나는 사람들의 눈 건강을 지키는 안과의사로서 스마트폰 노안으로 고생하는 사람들이 이 책을 통해 눈 건강을 지키고 스마트폰 노안에서 하루 빨리 회복하기를 간절히 바란다.

아라이 히로유키

2 당장 스마트폰 사용 습관을 바꿔라

3 매일 눈 건강법 열 가지를 실천하라

6 눈 질환의 신호를 읽어라

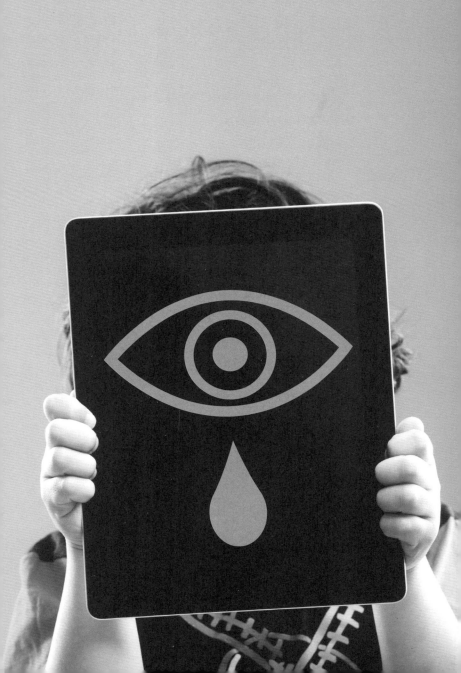

스마트폰이
내 눈을 공격한다

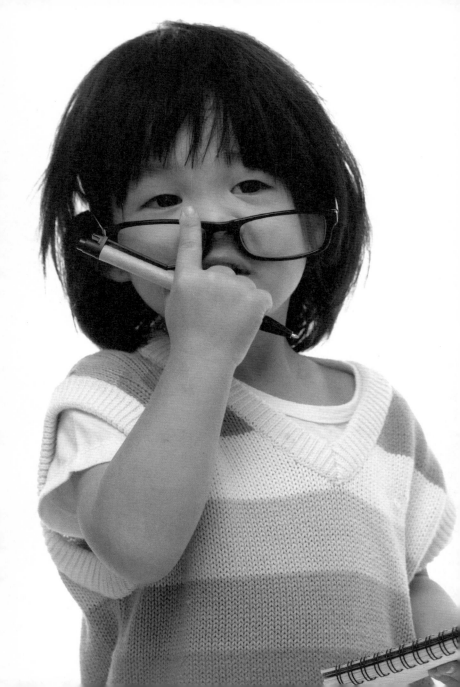

젊은 노안

사람들이 '노안'이라는 단어를 들으면 떠올리는 전형적인 이미지가 있다.

"노안이요? 나이 들어서 눈이 침침해지는 걸 말하죠?"

"팔팔한 이십 대인데, 노안이라니요."

아무래도 '늙을 노老'라는 글자가 붙어서인지, 노안은 나이 든 사람이나 걸리는 노인성 질환이라고 생각하는 사람이 많다. 노안은 누구나 나이를 먹으면서 겪게 되는 노화현상의 하나다. 이른 사람은 사십 대부터 서서히 눈에 변화가 나타난다. 마흔이 넘으면 가까운 곳이 잘 보이지 않거나, 깨알같이 작은 글씨가 읽기 힘들어진다. 노안은 누구나 어느 정도 나이가 들면 감수하고 살아야 하는 노화 현상인 셈이다.

그런데 최근에는 노안이 오기에는 아직 이른 젊은 세대에 노안이 오는 '신종 노안'이 등장했다. 특히 스마트폰 사용자를 중심으로 빠르게 퍼져나가고 있다. 노안과는 가장 거리가 먼 이삼십 대가 노안에 가장 쉽게 걸리는 세대가 된 것이다.

한창나이에 노안이 왔다는 말을 들으면 마른하늘에 날벼락이나 다름없다. 그런데 스마트폰 노안이라고 하면 자신과 관계없는 이야기라며 코웃음을 치는 젊은이들을 자주 보게 된다. 스마트폰 노안은 우리가 알던 노안과는 다르다. 스마트폰 노안은 노안과 비슷한 증상이 나타나지만, 전혀 다른 질환으로 이해해야 한다.

그렇다면 자신에게 스마트폰 노안에 해당하는 내용이 얼마나 되는지 한번 확인해보자.

스마트폰 노안 체크

❶ 스마트폰을 하루 세 시간 이상 사용한다(이메일, 게임, 인터넷 검색, 메신저, SNS, 동영상 시청 등을 모두 포함한다).

❷ 스마트폰 화면에서 눈을 떼고 나면 한동안 초점이 잘 맞지 않는다.

❸ 먼 곳을 바라보다가 가까운 곳을 보면 초점이 잘 맞지 않는다(눈이 침침하다).

❹ 가까운 곳을 보다 먼 곳을 바라보면 초점이 잘 맞지 않는다(눈이 침침하다).

❺ 아침에는 문제 없이 잘 보이던 스마트폰 화면이 저녁이 되면 잘 보이지 않는다.

❻ 예전에는 한눈에 들어오던 스마트폰 화면 글씨를 눈을 찌푸려야 간신히 읽을 수 있다.

❼ 원인은 모르지만 어깨가 결리고 목이 뻐근하고 가끔 두통이 있으며, 이런 증상들이 예전보다 심해졌다.

위 질문 중 세 가지 이상에 해당한다면 스마트폰 노안일 가능성이 크다. 시간이 가면 언젠가 나을 거라고 가볍게 생각해서는 안 된다. 또 눈이 피곤해서 눈앞이 침침해진 거라고 대수롭지 않게 넘겨서도 안 된다. 스마트폰 노안이라고 여겨지면 적극적으로 눈 건강에 대한 대책을 세워야 한다.

왜 나는 스마트폰 노안의 위험성을 강조하게 되었을까? 첫 번째 이유는 환자 대부분이 젊기 때문이다. 나이가 들어 노안이 오는 세대와는 달리 젊은 세대는 눈 건강에 대해서 크게 신경 쓰지 않다 보니 스마트폰 노안이 생겨도 자각하지 못하고 위험 신호를 알아차리기가 힘들다.

두 번째 이유는 스마트폰 노안이 실제 노안과는 달리 우리 몸 전체에 나쁜 영향을 주기 때문이다. 앞으로도 자세히 살펴보겠지만, 스마트폰 노안은 우울증 등 마음의 병까지 불러올 수 있는 위험한 질환이다.

스마트폰 노안은 실제 노안처럼 돋보기로 간단하게 교정할 수 있는 문제가 아니므로 실제 노안보다 훨씬 심각한 병이다.

나도 스마트폰 노안일까?

스마트폰 노안과 실제 노안이 어떤 점에서 결정적으로 다를까. 차이는 뜻밖에 간단하다. 치료할 수 있으면 스마트폰 노안이고 치료할 수 없으면 실제 노안이다.

스마트폰 노안은 합병증이 뒤따르는 무서운 질환이다. 하지만 스마트폰을 사용하는 작은 습관들을 고치고 눈 건강에 신경을 쓰면, 스마트폰 노안은 얼마든지 치료할 수 있다. 스마트폰 노안은 눈의 조절 기능에 일시적으로 이상이 생긴 것이다. 적절하게 치료하면 원상태를 회복할 수 있다.

반면 실제 노안은 노화로 온 것이기에 치료가 어렵다. 물론 요즘은 수술로도 노안을 어느 정도 치료할 수 있지만, 아직 노안을 완전히 낫게 할 수 있는 방법은 없다. 노안은 노화 현상의 하나다. 노안은 수정체水晶體가 딱딱하게 굳어지면서 발생한다. 한번 딱딱하게 굳은 수정체는 원상태로 되돌릴 수 없다.

하지만 돋보기를 끼면 침침해서 잘 보이지 않던 가까운 사물을 한결 또렷하게 볼 수 있다. 노안은 대략 십 년가량 진행되는데, 안경 도수를 두세 번 조절하면 충분히 노안에 대처할 수 있다(노안은 영구적으로 진행되지는 않는다).

나는 노안 초기부터 돋보기에 의지하지 말라고 조언한다. 처음부터 돋보기를 써 버릇하면 눈 근육이 게을러져 제역할을 소홀히 하기 때문이다. 노안이 오면 돋보기에 의지하지 않고 눈이 피로해지지 않을 정도로 눈 근육을 사용하는 습관을 들이는 것이 중요하다.

눈이 부쩍 초점이 맞지 않는 느낌이 든다면 실제 노안인지 스마트폰 노안인지 스스로 점검해보자. 시험 삼아 딱 사흘 동안만 스마트폰을 사용하지 않으면 어떤 종류의 노안

눈의 내부 구조

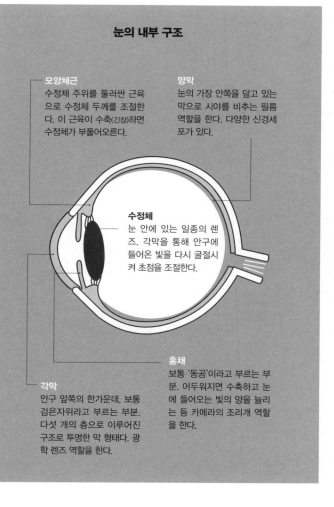

모양체근
수정체 주위를 둘러싼 근육으로 수정체 두께를 조절한다. 이 근육이 수축(긴장)하면 수정체가 부풀어오른다.

망막
눈의 가장 안쪽을 덮고 있는 막으로 시야를 비추는 필름 역할을 한다. 다양한 신경세포가 있다.

수정체
눈 안에 있는 일종의 렌즈. 각막을 통해 안구에 들어온 빛을 다시 굴절시켜 초점을 조절한다.

홍채
보통 '동공'이라고 부르는 부분. 어두워지면 수축하고 눈에 들어오는 빛의 양을 늘리는 등 카메라의 조리개 역할을 한다.

각막
안구 앞쪽의 한가운데. 보통 검은자위라고 부르는 부분. 다섯 개의 층으로 이루어진 구조로 투명한 막 형태다. 광학 렌즈 역할을 한다.

인지 알 수 있다. 만약 사흘이 지나도 초점이 맞지 않는 느낌이 든다면 실제 노안이 시작되었다고 볼 수 있다.

눈이 매일 괴로운 이유

    스마트폰이 우리 생활 속에 깊숙이 파고들면서 스마트폰 노안이라는 신종 질환이 생겨났지만, 스마트폰 노안에 대해서 정확히 알려져 있지는 않다. 스마트폰 노안은 괴담처럼 사람들에게 막연한 두려움을 불러일으킨다. 이제 스마트폰 노안의 실체를 분명히 알아야 할 때가 왔다.

    스마트폰 노안을 한마디로 정의하면 눈의 초점을 맞추는 '모양체 근육(모양체근毛樣體筋)'이 혹사당해 눈의 조절 기능에 이상이 생긴 상태라고 할 수 있다. 눈의 초점 조절 기능에는 '수정체'와 '모양체'가 관여한다. 수정체는 우리 눈에서 카메라 렌즈 역할을 하는 부위다. 또 모양체는 수정체를 지탱하고 수정체 두께를 조정하는 기능을 한다. 우리가 가까운 곳을 보거나 먼 곳을 바라볼 때는 모양체근이 수축하거나 이완하면서 수정체 두께를 변화시켜 굴절력 크기를 조절해준다.

먼 곳을 바라볼 때는 모양체근이 이완되어 수정체가 얇아진다. 반대로 가까운 곳을 볼 때는 모양체근이 긴장 상태가 되어 수정체가 두꺼워진다. 건강한 눈은 이렇게 초점을 맞추는 기능을 자동으로 조절한다.

노안이란 '노老'라는 글자의 의미 그대로 나이가 들어 발생하는 질환이다. 그런데 스마트폰을 지나치게 사용하면 젊은 사람에게도 노안과 비슷한 증상이 나타날 수 있다. 젊은 사람에게 생기는 이러한 노안 증상을 스마트폰 노안이라고 부른다. 노화로 인한 노안과는 다르지만, 증상에 대해서는 쉽게 이해할 수 있다.

스마트폰 노안의 원인은 아주 간단하다. 바로 모양체근의 피로 때문이다.

스마트폰을 사용할 때는 눈과 화면의 거리가 가까워지게 마련이다. 그러면 우리 눈은 가까운 곳을 보는 모드로 전환된다. 가까운 곳을 오랫동안 보면 모양체근에 아주 큰 부담을 주게 된다.

모양체근이 지속해서 무리하게 되면, 우리 눈의 초점 조절 기능에 이상이 생기거나 초점을 맞추지 못하게 된다. 이러한 증상을 통틀어 스마트폰 노안이라고 한다.

과로하면 피로가 쌓여 몸과 마음에 문제가 생길 수 있다. 자각 증상은 거의 없지만, 우리 눈도 마찬가지다. 우리 눈은 쉬지 않고 일한다. 어떤 신체기관보다 지나치게 가혹한 노동환경 속에 있다. 과로에 지친 눈이 지쳐 나가떨어지기 전에 조치를 해야 한다.

우리 눈은 극도로 민감한 정밀 기기지만 지나치게 걱정하거나 조바심을 낼 필요는 없다. 스마트폰 노안은 치료할 수 있는 질환이다. 이 책을 통해 올바른 지식을 익혀 스마트폰 노안을 예방하고 증상을 개선해보자.

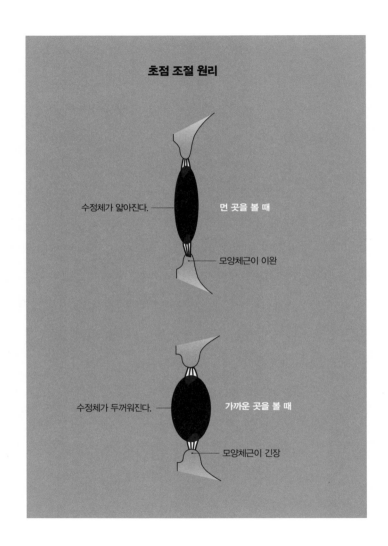

초점 조절 원리

수정체가 얇아진다. ——— 먼 곳을 볼 때

——— 모양체근이 이완

수정체가 두꺼워진다. ——— 가까운 곳을 볼 때

——— 모양체근이 긴장

시력이 좋을수록 더 위험하다

　스마트폰 노안은 치료할 수 있다. 제대로 알고 대처하기만 하면 스마트폰 노안을 두려워하거나 걱정할 필요가 없다.

　우리 병원에 정기검진을 받으러 온 이십 대 환자 A씨가 이런 말을 했다.

　"선생님, 저는 원래 눈이 좋아요. 안경이나 콘택트렌즈는 껴본 적도 없고 시력에는 자신이 있어요. 선생님이 걱정하시는 스마트폰 노안은 저랑은 상관없는 이야기예요."

　물론 A씨처럼 좋은 시력을 타고난 사람이나 시력이나 안과 질환 등으로 고생한 적이 없는 사람은 행운이다. 그런데 그런 사람일수록 방심은 금물이다. 스마트폰 노안이 다른 사람보다 급속히 진행될 수 있기 때문이다. 안타깝게도 건강하고 시력이 좋은 사람일수록 스마트폰 노안에 걸릴 가능성도 커진다.

타고난 시력과 스마트폰 노안은 전혀 관계가 없다. 왜냐하면 스마트폰 노안은 시력이 아닌 눈의 조절 기능에 이상이 생기는 질병이다. 시력과 초점 조절 기능은 완전히 다른 문제다. 시력이 아무리 좋아도 초점 조절 기능에 이상이 생기면 스마트폰 노안이 발생할 수 있다.

시력이 좋은 사람, 스마트폰 사용 시간이 긴 사람일수록 눈이 보내는 신호에 민감해져야 한다. 어떤 상황에서든 눈이 침침해지는 느낌이 들면 눈 건강에 빨간불이 켜졌다고 생각해야 한다.

특히 시선을 먼 곳에서 가까운 곳으로 이동할 때, 혹은 가까운 곳에서 먼 곳으로 이동할 때, 눈앞이 침침하거나 흐려진다면 스마트폰 노안이 아닌지 의심해보아야 한다.

게다가 시력이 좋은 사람일수록 자신의 시력에 자신만

만하다 보니 스마트폰 노안이 진행되더라도 단순히 시력이 나빠졌다고 착각할 가능성이 높다. 원래 시력이 좋아서 시력 문제로만 단정하는 것이다.

그래서 눈이 평소보다 잘 보이지 않으면 안경원으로 달려가 아무 생각 없이 안경이나 콘택트렌즈로 불편한 증상을 해결한다. 하지만 안경원에서 시력검사를 받아도 스마트폰 노안을 찾아내기는 어렵고, 안경을 써도 시력은 교정되지 않는다.

'기껏 안경을 맞췄는데 이게 뭐야. 아직 안경에 익숙해지지 않아서 그런가?'

이렇게 생각하면서, 안경을 써도 증상이 개선되지 않는데도 그럭저럭 참으면서 지낸다. 하지만 안경은 스마트폰 노안의 해결책이 될 수 없다. 특히 예전만큼 잘 보이지 않는다고 안경 도수를 높이는 방법은 절대 해서는 안 된다. 스마트폰 노안이 낫기는커녕 타고난 좋은 시력까지 망칠 수 있기 때문이다.

눈이 침침하고 잘 보이지 않으면 안경을 맞춘다는 상식

은 잘못되었다. 안경원을 현명하게 이용하는 방법에 대해서는 5장에서 자세히 살펴보기로 하자.

전자기기의 역습

　예전부터 눈이 나빠지는 원인에 관한 속설은 많다. 아마 여러분도 어두운 곳에서 책을 보면 안 된다거나, 텔레비전이나 컴퓨터를 너무 가까이서 보지 말라는 잔소리를 어려서부터 들어왔을 것이다.

　텔레비전, 컴퓨터, 그리고 스마트폰이 우리 눈에 어떤 영향을 미치는지에 대해 생각해보자. 이들 기기는 하나같이 '화면이 빛을 내뿜는다'는 특징이 있다.

　아마 여러분도 어려서 부모님께 귀에 딱지가 앉도록 잔소리를 들었던 기억이 날 것이다.

"텔레비전 볼 때는 떨어져서 봐야지. 그러다 텔레비전으로 들어가겠다."

"게임을 많이 하면 눈이 나빠지니까 오늘은 이제 그만하렴."

요즘도 아이가 있는 집에서는 텔레비전을 보거나 게임하는 시간을 제한하는 규칙을 정해두는 경우가 많다. 빛을 내뿜는 화면을 줄곧 바라보는 습관은 형광등을 뚫어져라 계속 바라보는 것과 같다. 상상만 해도 눈이 부시고 아릴 것 같지 않은가. 빛을 내뿜는 화면을 바라보는 동안 우리 눈은 큰 부담을 느끼게 된다. 그렇다면 텔레비전, 컴퓨터, 스마트폰 중 눈에 가장 나쁜 기기는 무엇일까?

바로 스마트폰이다! 지금부터 하나씩 이유를 살펴보자.

텔레비전을 볼 때 사람들은 대개 떨어져서 본다. A 가전 기업에 따르면 LCD 텔레비전의 최적 시청 거리를 가늠하는 기준은 화면 크기의 약 세 배라고 한다. 예를 들어 52인치 LCD 텔레비전(화면 크기는 약 65cm)의 경우, 최적의 시청 거리는 65cm×3으로 계산하면 약 2m 정도가 된다.

이 정도 거리에서 시청하면 눈에 가는 부담이 크게 줄어든다. 텔레비전으로 게임을 할 때도 1m 이상 떨어져서 하는 게 보통이다. 또 요즘에는 텔레비전 화면이 점점 커지는 추세라 시청 거리가 예전에 비해 멀어지는 경향이 있다.

컴퓨터도 장시간 사용하면 눈이 피로해진다. A가전 기업에 따르면 컴퓨터 화면의 경우 눈과의 거리는 40cm 이상을 유지하는 게 좋다고 한다. 실제로 그보다 더 가까이 다가가서 작업하는 사람은 그다지 많지 않다.

그렇다면 스마트폰은 어떨까. 주변에서 보면 채 15cm도 되지 않는 거리에서, 숫제 스마트폰 화면을 얼굴 앞에 가까이 대고 사용하는 사람을 자주 보게 된다. 텔레비전이나 컴퓨터보다 스마트폰 화면은 비교도 안 될 정도로 눈과의 거리가 가깝다. 이 짧은 거리가 눈에는 큰 부담을 준다.

왜 스마트폰은 눈의 조절 기능을 해칠 정도로 눈 건강에 나쁜 영향을 줄까?

'텔레비전 노안'이나 '컴퓨터 노안'이라는 말은 없는데, 왜 유독 스마트폰만 스마트폰 노안이라는 질환이 생길 정도로 사회적 문제가 되는 것일까? 스마트폰과 눈과의 거리를 생각하면 그 이유를 쉽게 가늠할 수 있다.

두통과 어깨 결림의 시작

하루에 대부분 책상에 앉아 일하는 사무직 종사자 중 유난히 어깨 결림이나 두통으로 고생하는 사람이 많다. 그런데 잘 생각해보면 일이나 공부 등의 작업량은 예전보다 많이 늘어나지 않았다. 그런데도 어깨 결림과 두통을 겪는 사람들은 나날이 늘고 있다.

딱히 업무량이나 학습량이 늘지도 않았는데, 항상 어깨가 뻐근하고 골치가 지끈거리는 사람은 스마트폰 노안을 의심해보아야 한다. 어깨 결림이나 두통은 가볍게 넘길 문제가 아니다. 마사지를 받거나 스트레칭을 해서 일시적으로 개운할 수는 있다. 그러나 마사지나 스트레칭은 언 발에 오줌 누는 격으로 잠깐 불편을 줄여주는 미봉책에 지나지 않는다.

근본적인 원인을 제거하지 않는 한 지긋지긋한 두통이나 어깨 결림에서 해방될 수 없다. 스마트폰 때문에 어깨 결림이나 두통이 생겼다고 하면 놀라는 사람이 많다. 그러나 우리 몸의 메커니즘을 알고 나면, 왜 스마트폰 사용 때문에 어깨가 결리고 머리가 아픈지 고개를 끄덕이게 될 것이다.

● 첫 번째 원인은 오랜 시간 같은 자세로 있기 때문이다.

스마트폰을 사용하는 동안 우리 어깨와 목은 마치 붙박이 가구처럼 같은 위치에 고정되어 있다. 오랜 시간 같은 자세를 취하면 혈액순환에 문제가 생긴다. 그러면 당연히 어깨 결림이나 두통이 생긴다. 또 '일자목증후군'에 걸릴 가능성도 커진다. 일자목증후군은 '거북목증후군'이라고도 하는데, 앞으로 목을 길게 빼는 자세 때문에 'C'자 형태의 경추 정렬이 없어지면서, 구부러진 목뼈가 일자로 펴지는 증상이다(75페이지). 이렇게 되면 두통, 만성피로, 어지럼증, 안구 피로 등이 생긴다.

● 두 번째 원인은 눈에 큰 부담이 되기 때문이다.

스마트폰 노안이 온 사람은 눈의 조절 기능에 이상이 생긴다. 그래서 초점을 맞추는 대상을 갑자기 바꾸려고 할 때 눈앞이 부옇게 흐려지거나 초점이 잘 맞지 않는다.

그런데 그 이유를 알지 못하는 상태에서는 어딘가 이상하다고 생각하면서 눈을 찌푸리거나 억지로 눈을 부릅떠서 초점을 맞추려고 애를 쓴다. 카메라에 비유하면 초점을 잡지 못해 자동초점 조절 기능이 켜지고 꺼지기를 반복하는 이상 작동 상태와 비슷해지는 것이다.

눈 주위에는 어깨로 이어지는 신경이 자리하고 있다. 우리 몸은 어깨 주위의 신경이 피곤해지면 어깨가 결리게 된다. 즉 스마트폰 노안을 알아차리지 못하고 침침한 눈과 고군분투하는 동안 어깨 결림은 나날이 심해질 수밖에 없다.

● 세 번째 원인은 모양체근을 지나치게 사용하기 때문이다.

우리 눈에는 초점을 조절하는 모양체근에 지령을 보내는 삼차신경이 있다. 삼차신경은 목에서 어깨, 측두부(두상의 양쪽 옆 부분), 눈 주변까지 이어진다.

따라서 모양체근을 과도하게 사용하면 목과 어깨 근육이 수축되어 목이나 어깨 주변이 딱딱하게 굳고 결리거나 시큰거릴 수 있다. 증상이 악화되면 측두부의 근육이 수축되어 두통이 생기기도 한다.

스마트폰 노안은 이름처럼 눈에만 생기는 질환이 아니다. 잘못된 스마트폰 사용 습관은 눈 말고도 우리 몸 곳곳에 온갖 문제를 일으킬 수 있다. 따라서 잘못된 스마트폰 사용 습관은 반드시 바꿔야 한다.

블루라이트를 아십니까

스마트폰 노안을 이해하려면 블루라이트에 대해서 알아야 한다. 블루라이트는 가시광선(사람의 눈으로 볼 수 있는 빛) 중에서 가장 파장이 짧고 강한 에너지를 지니고 있다. 블루라이트는 각막角膜과 수정체에서 흡수되지 않고 망막網膜까지 도달한다.

컴퓨터와 스마트폰에 주로 사용하는 LED 디스플레이 장치와 LED 조명은 대부분 청색 LED로 이루어져 있어 우리 눈과 몸에 큰 부담을 준다. 눈과 몸에 전해지는 부담을 조금이나마 줄이고 싶다면 블루라이트 차단 필름을 적극적으로 활용해야 한다.

그런데 블루라이트가 왜 나쁜지 그 이유를 아는 사람은 많지 않다. 블루라이트가 우리 몸과 마음에 미치는 영향에 대해서는 아직 밝혀져야 할 부분이 많지만, 눈에 많은 문제를 일으킨다는 사실만은 확실하다.

블루라이트는 눈을 피로하게 만들고, 수면 리듬을 흐트러트릴 수 있다. 잠자기 직전에 블루라이트에 노출되면 잠을 잘 이루지 못하고 뒤척이게 된다. 왜 블루라이트를 보면 잠이 오지 않을까? 스마트폰에서 나오는 블루라이트가 뇌와 교감신경을 활성화시켜 잠이 와야 할 시간에 잠이 오지 않게 만들기 때문이다.

블루라이트는 '뇌가 밤을 낮이라고 인식하게 만드는 빛'이다. 블루라이트를 보면 우리 뇌는 밤을 낮으로 착각하고, 낮에 맞는 모드로 전환되고, 우리 몸은 아무리 잠을 자려고 애써도 잠이 오지 않는다.

망막이 블루라이트에 자극을 받으면 뇌는 아침이 왔다고 판단한다. 그리고 수면을 관장하는 호르몬인 멜라토닌의 분비를 줄여서 우리 몸이 각성 상태에 들어가도록 만든다.

　정상적인 수면 리듬을 유지하면서 수면의 질을 높이고 싶다면, 스마트폰이나 컴퓨터 같은 빛을 내뿜는 전자기기는 밤에는 사용하지 말아야 한다. 해가 지고 나면 되도록 블루라이트를 내뿜는 전자기기를 내려놓아야 한다. 블루라이트를 보는 순간 잠이 저만치 달아난다.

　요즘은 블루라이트를 줄여주는 안경 등 다양한 제품이 출시되고 있다. 컴퓨터로 장시간 작업하는 경우, 저녁에는 블루라이트 차단 안경을 끼는 것도 좋은 방법이다. 블루라이트로 인한 수면 장애는 가벼이 넘길 문제가 아니다. 직장과 학교, 인간관계 등에서 오는 스트레스가 심할 때 블루라이트에 노출되면 수면 장애가 악화될 수 있다.

　수면 장애는 만성피로는 물론, 심각해지면 우울증 등으로 이어질 수도 있다. 또한, 불규칙한 생활은 몸과 마음에 좋지 않은 영향을 준다. 잔병치레 없이 건강하게 생활하기 위해서라도 블루라이트를 확실하게 차단해야 한다.

스마트폰의 비극, 중독

　최근 몇 년 사이에 스마트폰 노안 증상을 호소하는 사람이 가파르게 증가하고 있다. 스마트폰 노안 증상을 보이는 사람들은, 당연한 말이겠지만 어떤 상황에서도 스마트폰을 한시도 눈에서 떼지 않는 사람들이다. 이런 사람들은 요즘 우리 주위에서 얼마든지 볼 수 있다.

　물론 스마트폰 중독에 이르는 데는 다양한 원인이 있다. 생활방식과 마음 상태에 따라 스마트폰에 의존하는 이유는 사람마다 제각각 다르다. 몇 가지 질문을 통해 내가 스마트폰에 어느 정도로 중독돼 있는지 스스로 점검해보자.

한 가지라도 해당한다면 이번 기회에 자신의 스마트폰 사용 습관에 대해 생각해보아야 한다.

스마트폰 중독 체크

- ☑ 스마트폰 게임에 빠져 잠을 줄이거나 다음 날 업무(수업)에 지장을 받은 경험이 있다.
- ☑ 외출하고 나서 스마트폰을 집에 두고 나왔을 때, 약속 시간에 늦더라도 스마트폰을 가지러 집으로 돌아간다. 밖에서 꼭 쓸 일이 없는데도 말이다.
- ☑ 직장과 학교 등에서 잠시라도 자리를 비울 때는 반드시 스마트폰을 들고 일어난다.
- ☑ 식사 중에도 스마트폰을 수시로 확인하면서 먹는다.
- ☑ 전철에서 자리에 앉으면 바로 스마트폰을 꺼내 몰두한다. 그러다 자리를 양보해야 할 노인이나 몸이 불편한 사람이 있어도 알아차리지 못한다.

이 중 몇 가지나 내 이야기처럼 느껴지는지 곰곰이 생각해보자. 하나라도 해당된다면 스마트폰 노안에 상대적으로 무방비해진 상태이다. '네'라고 대답한 개수가 많을수록 스마트폰 노안에 걸릴 확률이 높다.

스마트폰에 빠져있으면 시야가 좁아지게 마련이다. 스마트폰에 중독되면 자기 관리에 소홀해진다. 또 전철 안에서 자리를 양보해야 할 사람이 있거나, 누군가 도움의 손길이 필요한 사람이 있어도 무심하게 지나칠 정도로 감각이 마비된다. 스마트폰에 푹 빠져 중요한 얘기도 한 귀로 듣고 한 귀로 흘려버리는 상황이 발생할 수도 있다.

스마트폰이 일상생활의 한 부분을 차지하면서, 스마트폰에 빠져 다른 사람을 배려하는 여유를 잊고 사는 사람이 점점 늘고 있다. 평소에는 친절하고 배려를 잘해도 스마트폰에 빠져 있는 동안에는 아무것도 생각하지 못한다. 또한 스마트폰을 보느라 고개를 푹 숙이고 있다가 플랫폼으로 들어오는 전철을 보지 못하기도 한다. 스마트폰 때문에 사고를 당하는 사람도 있다. 실제로 전철역이나 버스 정류장 등에서 스마트폰에 빠져 주의가 산만해진 탓에 사고를 당하는 사례가 있다.

게다가 길을 걸으면서 스마트폰을 만지작거리는 사람들

이 늘어나 보행 중 스마트폰 사용이 사회문제로 불거지고 있다. 최근에는 사회적으로도 길을 걸을 때 스마트폰 사용을 자제해야 한다는 문제의식이 커지고 있다.

안과에 찾아오는 환자들을 보면서 스마트폰은 물리적으로 시야를 좁힐 뿐 아니라, 사람의 흥미와 관심사를 좁히고 나아가 마음마저 좁게 만든다는 것을 느꼈다.

스마트폰을 과하게 사용하면 의사소통에서도 문제가 발생한다. 이제는 친구들과 SNS 메신저로 언제 어디서나 연락을 주고받는 게 당연하다고 생각한다. 가상 세계에서는 친구가 넘쳐나는 인기인이지만, 현실 세계에서는 형식적인 인간관계에만 머무르는 경우도 많다. 트위터에서는 재치 넘치는 능변가일이라도 현실에서는 말수가 적고 소통능력이 떨어질 수도 있다. 페이스북에서는 '좋아요'를 실시간으로 눌러주는 페이스북 친구가 넘쳐나지만, 현실에서는 정작 속내를 터놓고 이야기할 친구가 한 사람도 없는 경우도 있다.

스마트폰 중독은 소통을 어렵게 만들고 일상생활의 여

러 상황에서 성가신 문제를 몰고 온다. 스마트폰에 빠진 사람일수록 현실에서 이루어지는 사람과의 따뜻한 소통이 부족한 경우가 많다. 사교적인 사람이라도 스마트폰에 빠지면 점점 스마트폰 속 세상으로 빠져들어 가 현실의 인간관계에 소홀해지는 것이다.

물론 디지털 시대에 뒤떨어지는 쓸데없는 걱정일지도 모른다. 하지만 최근 들어 스마트폰에 빠지면서 생기는 다양한 문제들을 절감할 수 있었고, 이제 스마트폰에 대해 진지하게 고민해야 할 때라는 생각이 든다.*

---

* 최근 언론에서 '보행 중 스마트폰 사용의 위험성'에 대해서 자주 보도하고 있다. '스마트폰smartphone'과 '좀비zombie'를 합한 '스몸비smombie'라는 신조어까지 등장했다. 2016년 7월 3일 도로교통공단 · 한국교통연구원 연구팀이 이와 관련한 조사결과를 발표했다. 스마트 기기를 사용하는 보행자의 횡단 속도가 초당 1.31m로 그렇지 않은 보행자의 속도 초당 1.38m보다 느렸다고 한다. 보행 중 스마트폰을 사용하면 횡단보도를 건너는 속도가 느려질 뿐 아니라, 차량 접근 여부를 잘 살피지 않아 사고로 이어질 가능성이 크다고 한다. _옮긴이

일상생활의 위기

　스마트폰 노안은 다양한 문제를 낳는다. 스마트폰 때문에 얼굴이 못생겨질 수도 있다고 하면 놀라는 사람이 많다. 아무리 젊고 건강한 사람이라도 스마트폰 노안이 진행되면 미간에 주름이 잡힌다. 또 초점을 맞추려고 자주 눈을 찌푸리다 보니 실제 나이보다 더 들어 보일 수 있고, 인상을 쓰다 보니 표정이 어색하게 변할 수도 있다.

　수많은 환자를 보면서 눈 상태에 따라 얼굴 인상이 달라질 수 있다는 것을 알았다. 스마트폰을 사용할 때 잘못된 습관이 몸에 배면 외모와 전체적인 인상까지 나빠진다. 고작 스마트폰 때문에 못난이가 될 수 있다니 믿어지는가?

스마트폰 노안이 진행되어 만성이 되고 증상이 심해지면 생활에도 심각한 영향을 받는다. 스마트폰 때문에 공부나 일에 방해받고 급기야 건강까지 해치게 되는 것이다. 이것은 스마트폰 중독이 심각한 누군가에게 해당하는 얘기가 아니라 스마트폰을 사용하는 모든 사람에게 문제가 될 수 있다.

왜 스마트폰 노안에 걸리면 삶이 힘들어질까? 스마트폰은 의존성, 즉 중독성이 높은 기기이기 때문이다.

정신과 전문의인 와다 히데키和田秀樹는 '스마트폰 중독은 무서운 질병임을 인식해야 한다'라는 연재 글에서 스마트폰이 지닌 의존성의 심각함에 대해 다음과 같이 말하고 있다.

의존성 혹은 중독이란 말을 들으면 아주 심각한 증상처럼 느껴지지만, 특정 물질과 행위를 자기 의지로 끊거나 멈출 수 없는 상태, 그 물질을 사용하거나 행위를 하지 않으면 불안해지고 불쾌감을 느끼는 상태는 모두 중독에 들어갑니다. 정신의학적으로 보면 이 정도 상태는 충분히 중독이라고 진단할 수 있습니다. 가령 담배를 피우지 않으면 짜증이 나거나 초조해지는 수준이라면 이미 니코틴에 중독된 상태라고 할 수 있죠(닛케이 Biz 아카데미, 《BizCOLLEGE》, 2014년 10월 9일).

자신이 중독이라는 심각한 상황에 이르렀다고는 생각하기는 어렵다. 그래서 스마트폰 중독은 나와는 관계없는 남의 이야기라며 한 귀로 듣고 한 귀로 흘려버릴 수도 있다. 하지만 음식을 먹는 것을 자제하지 못하거나 특정 행동을 자기 의지만으로 조절하지 못하는 상태는 엄연한 중독이다. 예를 들면 담배는 누구나 잘 아는 대표적인 중독 물질이다.

"담배요? 끊어야죠. 알지만 그게 어디 말처럼 쉽나요?"

"담배를 피우지 않으면 손이 허전하기도 하고 심심해요. 게다가 담배가 없으면 괜히 불안해지거든요."

습관적으로 담배를 피우고 담배를 끊지 못하는 사람은 '니코틴 중독'이다. 스마트폰 중독도 니코틴 중독과 별반 다르지 않다.

와다 히데키는 앞의 글에서 슬롯머신과 경마 중 어느 쪽이 더 중독성이 높은지 비교하면서, "쉽게 할 수 있는 행위일수록 중독되기 쉽다"고 말한다.

경마장은 대개 교외에 있습니다. 물론 도심에 화상 경마장이나 장외 발매소가 생기기는 했지만, 마음 내킬 때 언제 어디서든 할 수 있는 취미는 아니죠. 게다가 매일 개최되면 중독 가능성도 그만큼 커지겠지만, 보통은 기껏해야 일주일에 세 번 정도 열리니까요. 반면 일본에서는 역마다 슬롯머신 가게가 있어서 언제 어디서나 마음 내키면 들어가서 슬롯머신을 즐길 수 있죠.

스마트폰은 언제 어디서나 손 닿는 곳에 있고, 쉽게 볼 수 있어서 그만큼 중독되기 쉽다. 중독은 의지만으로 치료하기 어렵다. 스마트폰 중독이 심각해지면 병원에서 전문적인 치료를 받아야 할 정도로 증상이 악화될 수 있다.

스마트폰 같은 전자기기를 현명하게 사용하려면 스스로 절제해야 한다. 통제가 쉽지 않은 젊은 세대라면 더욱 주의해야 한다. 스마트폰 노안은 단순한 안과 질환이 아니다. 눈이 인생의 위기를 불러올 수 있다는 사실을 잊지 말아야 한다. 지친 눈이 내 인생을 재점검하고 변화시킬 수 있는 신호를 보낸다고 생각하고 감사히 받아들여야 한다.

스마트폰 노안이라는 안과 질환이 우리 생활에 얼마나 큰 위기를 불러올 수 있는지 생각해보자. 지금 나는 현실에 단단히 발을 붙이고 치열하게 살아가고 있는지 자신에게 질문해보자. 그리고 현실에 충실하도록 노력하자.

당장 스마트폰
사용 습관을 바꿔라

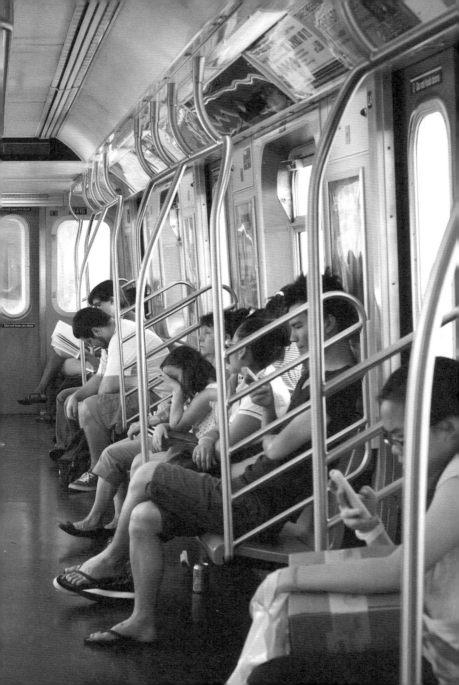

전철 안 스마트폰

　당장 바꾸어야 할 잘못된 스마트폰 사용 습관을 돌아보고 올바른 스마트폰 사용법에 대해서 살펴보자. 습관을 조금만 바꾸어도 눈이 상쾌해지는 기분을 맛볼 수 있다.

　일상생활에서는 무의식적으로 나쁜 습관이 몸에 배어버리는 경우가 있다. 특히 잘못된 방법으로 스마트폰을 사용하다 아예 습관이 돼버린 사람이 많다. 한참 스마트폰을 보고 나면 눈이 뻐근하고 피로한 느낌이 든다. 그걸 알면서도 나도 모르게 슬금슬금 스마트폰으로 손이 간다. 틈만 나면 스마트폰을 만지작거리다 정신을 차리면 이삼십 분은 순식간에 지나버린다. 자기 이야기 같은가? 그렇다면 지금 당장 스마트폰 사용 습관을 바로잡아야 한다.

스마트폰 노안이 생기게 하는 가장 나쁜 습관 세 가지는 무엇일까.

첫 번째는 전철 안에서 스마트폰을 들여다보는 '전철 안 스마트폰'이다.

두 번째는 길을 걸으며 스마트폰을 만지작거리는 '보행 중 스마트폰'이다.

세 번째는 집이나 편한 장소에 누워서 스마트폰을 보는 '뒹굴뒹굴 스마트폰'이다.

이 세 가지가 스마트폰 노안을 만드는 좋지 않은 습관이다. 이 세 가지 습관을 고치지 않으면 아무리 건강한 눈이라도 금세 스마트폰 노안으로 발전할 수 있다.

제일 먼저 '전철 안 스마트폰'에 대해 생각해보자. 밖에만 나가면 곳곳에서 스마트폰에 푹 빠진 사람을 볼 수 있다. 특히 전철이나 버스 안에서 스마트폰 삼매경에 빠진 사람을 보는 것은 일상적인 풍경이다. 스마트폰에 빠진 사람들은 앉으나 서나 스마트폰을 들여다보느라 여념이 없다. 전철이나 버스가 흔들려도 아랑곳하지 않고 눈은 자그마한 스마트폰 화면에 못 박혀 있다. 전철이나 버스처럼 흔들리는 공간에서 작은 화면을 들여다보는 습관은 스마트폰 노안의 위험을 높인다.

전철이나 버스처럼 움직이는 공간 안에서 눈을 사용하면 눈이 피로해진다. 전철이나 버스처럼 흔들리는 공간에서는 스마트폰을 사용하지 않는다는 원칙을 철저히 지켜야 한다.

스마트폰 중독이 심한 사람 중에는 콩나물시루처럼 붐비는 출퇴근 시간에도 굳이 스마트폰을 꺼내 들고 주위 사람들과 부대끼며 불편한 자세로 스마트폰을 들여다보는 사람도 있다. 무심코 팔이나 가방 등으로 주위 사람을 쳐서 주변에서 눈살을 찌푸리거나 다툴 수도 있다.

전철에서는 한가한 시간대에 급한 이메일이나 문자 메시지 등을 잠깐 보는 정도로만 스마트폰을 사용해야 한다. 자신의 눈 건강이나 다른 사람들을 위해서도 전철 안에서는 되도록 스마트폰을 사용하지 말아야 한다. 스마트폰 게임도 SNS 메신저도 동영상 시청도 잠시 잊자.

전철 안은 겨울에는 난방을 하고 여름에는 냉방을 해 항상 공기가 건조하다. 메마른 공기는 우리 눈에는 가혹한 환경이다. 전철 안에서 스마트폰 화면을 들여다보느니 차라리 눈을 감는 게 낫다. 눈을 감기만 해도 눈은 쉴 수 있고, 안구 건조도 막을 수 있어 눈이 한결 편안해진다.

전철이나 버스로 이동 중일 때는 스마트폰과 거리를 두어야 한다. 완전히 습관으로 자리 잡기 전에는 스마트폰에 자꾸 손이 가겠지만, 며칠만 참으면 금세 익숙해져 한결 편안하게 이동 시간을 즐길 수 있을 것이다.

습관 2 **보행 중 스마트폰**

　보행 중에는 스마트폰을 사용해서는 안 된다. 특히 계단이나 횡단보도, 전철역 승강장 등에서 스마트폰에 정신을 팔면 자칫 대형 사고로 이어질 수 있다.

　"걸어 다니면서 스마트폰을 보지 말라고요? 그게 그렇게 위험할까요? 조심하는데 무슨 큰일이야 나겠어요."

　스마트폰은 우리 일상에 단단히 뿌리를 내리고 생활의 한 부분을 차지하고 있다. 그래서인지 요즘은 길을 걸으면서 스스럼없이 스마트폰을 사용하는 사람이 많다.

　그런데 걸으면서 스마트폰을 사용하면 눈은 피로를 느

끼고, 스마트폰을 든 손이 미세하게 떨린다. 손의 흔들림 없이 스마트폰을 들여다볼 재간은 없다. 흔들리는 물체를 바라볼 때는 정지한 물체를 바라볼 때보다 눈에 더 큰 부담이 간다.

학창 시절, 생물 시간에 현미경으로 미생물을 관찰한 적이 있었다. 현미경을 조절하던 친구의 손이 미끄러지면서 프레파라트(피사체에 덮는 얇은 유리)를 건드렸다. 그 순간 내 시야가 빠르게 흔들렸다. 나는 화들짝 놀라 현미경에서 눈을 뗐지만, 순간적으로 정신이 아찔해지면서 심한 현기증을 느꼈다.

이처럼 보고 있던 대상이 갑자기 움직여서 시야가 흔들리면 눈은 큰 스트레스를 받는다. 길을 걸을 때는 안 그래도 시야가 불안정한데 화면 속의 글자를 읽느라 눈을 찌푸리면 더욱 주의가 소홀해진다. 본인은 나름대로 주위를 살피며 걷는다고 생각하지만 사실 아무것도 보지 못하는, 눈 뜬장님이나 다름없는 상태이다.•

● 2016년 6월 18일, 도로교통공단이 '보행 중 음향기기 사용이 교통 안전에 미치는 영향 연구' 결과를 발표했다. 8개 지점에서 영상을 찍어 판독한 결과, 1,865명 가운데 213명(무단횡단 제외)이 음악을 듣거나 전화 통화를 하는 '주의 분산 보행자'로 나타났다. 또 현대해상 교통기후환경연구소가 2009~2012년 일어난 자사 자동차 대인 사고를 분석한 결과, 스마트폰 관련 교통사고는 2009년 437건에서 2012년 848건으로 2배 가까이 증가했다고 한다. 우리 국민 27.9퍼센트가 보행 중 스마트폰을 이용하다 주의가 산만해져 사고가 날 뻔했다는 놀라운 결과였다. 이에 서울시 등 일부 지방자치단체에서는 시청, 홍대, 신촌처럼 젊은 세대가 많이 오가는 지역 다섯 곳을 선정해 '보행 중 스마트폰 사용 주의' 안내판을 내걸고 인도에 보행 중 스마트폰 사용을 자제를 당부하는 안내 표지판과 바닥 부착물 등을 시범 설치했다. 서울뿐 아니라 세계 여러 나라에서, 보행 중 스마트폰 사용을 예방하기 위해 교통안전 표지판과 포스터, 노면 마킹 등을 설치하고 있다. _옮긴이

습관 3 뒹굴뒹굴 스마트폰

　혹시 여러분도 집에서 침대나 소파에 누워 뒹굴면서 스마트폰을 만지작거리고 있는가? 짧은 시간이라면 상관없다. 하지만 오랫동안 누워 있는 자세로 스마트폰을 사용하면 몸에 무리가 온다.

　누워서 스마트폰을 보면 자세에 따라 한쪽 눈에만 부담을 줄 수 있다. 한쪽 눈으로만 화면을 보는 습관은 시력과 눈의 조절 기능에 이상을 일으키는 원인이 된다.

　엎드린 자세로 스마트폰을 사용하는 경우에는 팔로 체중을 지탱하기 때문에 이상하게 비틀린 자세를 취하기 쉽다. 또 코가 닿을 정도로 스마트폰 화면을 가까이 들여다보는 습관도 문제가 될 수 있다.

사실 엎드리는 자세보다 바로 눕는 자세가 더 위험하다. 똑바로 누워서 천장을 보는 자세는 눈에 큰 부담을 주기 때문이다. 바로 누우면 우리 눈은 균형을 맞추기 위해 자동으로 안구를 바깥쪽으로 회전시킨다. 그 상태에서 가까운 곳의 스마트폰을 바라보려면 눈을 안쪽으로 기울여야 해서 눈 주위 근육에 과도한 부담을 준다.

게다가 바로 누운 자세에서 우리 뇌는 정보 보정에 돌입한다. 우리 눈은 항상 눈에 들어오는 풍경을 바로잡으려고 애쓴다. 즉 바로 누운 자세에서 스마트폰을 보면 눈과 뇌가 과중한 업무에 시달려서 둘 모두 순식간에 녹초가 된다.

바로 누워서 책을 읽으려고 하면 자세가 불편해서 독서에 몰입하기 힘들다. 반면 스마트폰은 가볍기 때문에 누워서도 한 손으로 조작할 수 있어 편리하다. 스마트폰 중독에 빠지기 쉬운 이유다.

편안하게 누워 스마트폰을 보면서 잠깐 쉴 생각이었건

만 어느새 시간 가는 줄 모르고 눈을 혹사하고 있었던 셈이다. 쉬는 동안 스마트폰을 가지고 놀았을 뿐인데, 오히려 몸이 더 피곤해질 수 있다. 휴식은 재충전의 시간이다. 잘못 보낸 휴식 시간이 우리 눈과 몸을 방전시킬 수도 있다는 사실을 잊지 말아야 한다.

게임을 오래 하면 건조증이 생긴다

　요즘에는 스마트폰으로 온갖 게임을 즐길 수 있다. 평소 스마트폰 게임을 즐긴다는 환자 B씨에게 스마트폰 게임에 대해서 넌지시 물어보았다.

　"아, 스마트폰 게임이요? 선생님도 한번 해보시게요? 요즘은 무료 게임만 해도 얼마나 많다고요. 마음에 드는 애플리케이션을 골라서 내려받기만 하면 언제 어디서든 게임을 즐길 수 있어요. 일단 한번 해보세요. 스마트폰 게임을 하다 보면 몇 시간은 훌쩍 지나갈 걸요."

　B씨의 말처럼 스마트폰 게임에 푹 빠져 지내는 사람들

이 많다. 자투리 시간에 짬짬이 즐길 수 있는 가벼운 게임부터, 끝까지 가려면 엄청난 시간을 투자해야 하는 게임까지 각자 취향에 맞는 게임을 골라서 즐길 수 있다. 그 밖에 적과 치열한 전투를 벌이는 액션 게임, 캐릭터를 육성하는 게임, 퍼즐과 두뇌 트레이닝, 학습 게임까지, 게임의 종류는 이루 헤아릴 수 없이 다양하다.

평소 스마트폰 게임에 빠져 산다는 환자가 혼잣말처럼 중얼거리던 한마디가 내내 기억에 남는다.

"한참 게임에 빠져있다 보면 눈 한번 깜빡일 시간도 없거든요."

B씨는 스마트폰 노안 증상으로 병원을 찾은 환자였다. 그 말을 듣는 순간, 그가 스마트폰 노안에 걸린 이유를 단박에 알아차렸다. 그는 오랜 시간 게임을 하느라 눈을 거의 깜빡이지 않았기 때문에 눈이 건조해졌던 것이다.

● 눈을 깜빡이는 횟수가 적으면 안구건조증에 걸릴 수 있다.

스마트폰 게임을 할 때는 화면 가득 현란한 총천연색이

펼쳐진다. B씨가 보여준 화면을 봤더니 잠시만 화면을 들여다봐도 눈이 아리고 시릴 정도로 피로했다.

스마트폰을 사용하는 주위 사람들에게 물어보았더니, 화면 밝기를 최대한 밝게 설정해두는 사람이 많았다. 그런데 눈 건강을 위해서는 선명하고 화사한 색보다 부드럽고 은은한 색이 좋다. 눈을 위해서는 스마트폰의 화면 밝기를 약간 어둡게 조정해두는 것이 좋다.

게임을 하면 짜릿한 기분을 맛볼 수 있고, 그 기분을 다시 느끼고 싶어 점점 더 게임에 빠져든다. 게임은 중독성이 높은 매체다.

● 스마트폰 노안, 안구건조증, 안구 피로로 근시가 될 수 있다.

과도한 게임은 갖가지 질환을 일으킨다. 지금까지 하루에 몇 시간씩 게임을 즐겼던 사람은 몇십 분 단위로 게임 시간을 줄여야 한다. 가령 하루 다섯 시간씩 게임을 하던 사람은 하루 한 시간으로 게임하는 시간을 줄여야 한다.

게임을 하면서 한동안 즐겁고 재미있게 보낼 수는 있다.

그러나 게임에 과도하게 몰입하면 순간의 즐거움을 위해 눈뿐만 아니라 몸과 마음의 건강까지 잃어버릴 수 있다.

게임에 빠져 현실에서 도피하는 사람도 있다. 게임을 하느라 늦게 자고 다음 날은 꾸벅꾸벅 졸다가 실수도 한다. 이런 사람은 이미 게임이 공부와 일에까지 지장을 주는 심각한 게임 중독 상태에 들어선 것이다. 자칫하면 게임에 빠져 여태까지의 노력과 성취를 물거품으로 만들 수도 있다.

스마트폰은 현명하게 활용해야 한다. 도깨비방망이처럼 편리한 스마트폰도 잘못 사용하면 우리 몸을 병들게 하고 생활까지 망가뜨릴 수 있다는 것을 기억해야 한다.

안구건조증은 눈병의 원인

자주 눈의 피로를 느낀다면 안구건조증에 걸릴 가능성이 커진다. 실제로 안구 피로를 느끼는 사람의 약 60퍼센트는 안구건조증 때문이라는 주장도 있다. 이유 없이 눈이 침침하고 피곤해지면 안구건조증을 의심해봐야 한다.

안구건조증을 단순히 눈이 건조해지는 증상 정도로 대수롭지 않게 여기는 사람이 많다. 그러나 안구건조증은 눈물이 줄어들거나 눈물 생성량이 불안정해지면서 눈 표면에 이상이 생긴다. 그러다 눈에 불쾌감이 느껴지고 시력 저하까지 생길 수 있는 질병이다. 눈 표면을 덮고 있는 눈물은 '지방'과 '누액涙液'(눈물샘에서 나오는 분비물 _ 옮긴이), '무틴 mutin'이라는 세 가지 요소로 이루어져 있다.

안구건조증은 단순히 눈이 건조해지는 증상이 아니다. 안구건조증을 방치하면 눈병의 원인이 될 수 있고, 갖가지 합병증을 일으킬 수 있다. 안구건조증으로 눈이 건조해지면, 눈은 빨갛게 핏발이 서고 충혈된다. 눈물이 줄어들면서 눈에 들어간 먼지와 꽃가루 등의 이물질을 눈물로 씻어내지 못하기 때문이다. 또 눈이 건조해지면 각막을 덮고 있는 수분이 눈 표면을 일정하게 보호하지 못해 시야가 부옇게 흐려지거나 초점이 잘 맞지 않는다. 그러면 눈이 침침해지면서 눈이 한층 피로해지는 악순환이 일어난다.

그렇다면 왜 안구건조증이 발생할까? 건조한 환경이 안구건조증을 일으키는 주요 원인 중 하나다. 또 안구건조증은 눈을 깜빡이는 횟수와 빈도와도 관련이 있다. 눈을 깜빡이는 횟수가 적거나 일정한 간격으로 눈을 깜빡이지 않으면, 눈 표면으로 눈물을 원활하게 공급하지 못해 안구건조증이 생길 수 있다.

스마트폰 노안 역시 안구건조증을 악화시키는 주범이다. 스마트폰 노안 환자를 관찰하면서 공통점 한 가지를 발견했다. 스마트폰 노안이 진행된 사람들은 하나같이 눈을 깜빡이는 횟수가 적었다.

앞에서 소개한 환자 B씨 이외에도 스마트폰 게임에 빠져 스마트폰 노안이 생겨 병원을 찾은 환자 C씨가 있다.

"스마트폰으로 FPS 게임First Person Shooting(플레이어가 1인칭 시점으로 캐릭터를 조종해 적을 공격하거나 임무를 수행하는 슈팅 게임 _ 옮긴이)을 하다 보면 시간 가는 줄 몰라요. 문제는 아차 하는 순간 적에게 당할 수 있어서 게임에서 이기려면 눈 깜빡일 시간도 아끼게 돼요."

이렇게 게임을 하다 보면 스마트폰 노안과 동시에 안구건조증이 발생할 수 있다. 스마트폰 노안과 안구건조증은 밀접한 상관관계가 있다. 쉽게 말해 스마트폰 노안에 걸리기 쉬운 사람은 안구건조증에도 걸리기 쉽다. 이 둘은 짝을 지어 찾아오는 달갑지 않은 손님처럼 스마트폰 노안이 진행된 사람은 안구건조증도 동시에 진행된다.

스마트폰 노안은 안구건조증을 불러온다는 것을 잊지 말자. 안과 전문의로서 내 경험을 보면 스마트폰 노안과 안구건조증은 떼려야 뗄 수 없는 사이다. 스마트폰 사용 습관이 잘못되었다면, 젊고 건강한 사람에게도 언제든 스마트폰 노안과 안구건조증이 찾아올 수 있다.

안구건조증이 생기면 시력이 불안정해지거나 콘택트렌즈를 착용할 수 없어 일상생활에 어려움이 생긴다. 안구건조증이 심해지면 눈이 시리고 따끔거리며 이물감이 들어 도저히 콘택트렌즈를 착용할 수 없는 상태가 되는 것이다.

스마트폰이라는 작은 물건 하나 때문에 눈의 조절 기능에 이상이 생기고, 항상 촉촉해야 할 눈이 건조하고 뻑뻑해져서 생활이 불편해진다. 우리 생활을 편리하게 만들어준다는 스마트폰이지만, 역설적으로 우리 생활을 야금야금 좀먹을 수 있다는 사실을 잊지 말아야 한다(안구건조증 예방법과 대처 방법에 대해서는 189페이지를 참고하기 바란다).

화면과 눈의 거리 유지하기

스마트폰 노안을 극복하려면, 눈과 스마트폰 화면은 항상 30~40센티미터로 적정 거리를 유지해야 한다. 화면을 바로 눈앞에 대고 들여다보는 자세는 우리 눈의 조절 기능에 엄청난 부담을 주기 때문이다.

눈과 화면과의 거리뿐 아니라 화면을 바라보는 각도도 중요하다. 약간 아래쪽을 바라보는 정도가 가장 바람직하다. 대략 눈과 스마트폰 화면이 30도 정도의 각도를 유지해야 한다.

스마트폰을 바라보는 이상적인 각도는 책을 읽을 때 적

당하다고 느껴지는 정도다. 시선을 약간 아래로 향하면 눈물 증발량이 줄어들어 적은 양의 눈물로도 안구 건조를 예방할 수 있다.

반대로 스마트폰 화면을 올려다보는 경우에는, 눈을 크게 뜨게 돼서 눈에서 수분이 더 빠르게 증발해 안구건조증으로 이어질 수 있다. 시선을 아래쪽으로 향할 때는 눈만 아래로 향해야 한다. 시선을 아래로 향할 때 목과 고개까지 한꺼번에 숙이지 않도록 주의해야 한다. 목을 구부정하게 숙인 자세를 오랫동안 유지하면 거북목증후군forward head posture°이 생길 가능성이 커진다. 시선은 아래로 하되 고개는 숙이지 말고, 목은 곧게 편 상태를 유지하도록 신경 써야 한다.

스마트폰으로 인터넷 검색을 할 때 페이지가 열릴 때까지 시간이 걸리면 잠시 스마트폰에서 시선을 돌려야 한다. 또 화면을 위아래로 움직일 때도 눈동자가 무심코 화면을 따라가지 않도록 주의하자. 눈으로 화면 움직임을 쫓는 습관이 당장 고쳐지지 않는다면 되도록 스크롤 바를 천천히 움직이는 것도 좋다. 우리 눈은 시야에 들어오는 사물을 눈동자로 추적한다. 눈 깜짝할 사이에 바뀌는 화면을 눈으로 좇다 보면 눈이 금세 피곤해진다.

스마트폰을 손에 들 때마다 화면을 지나치게 가까이 보지 않도록 주의하자. 또 화면 움직임을 눈동자로 쫓지 않도록 신경 쓰자.

● 거북목증후군이란 말 그대로 목을 앞으로 뺀 자세로, 머리를 숙이지 않은 상태에서 고개를 앞으로 내민 자세를 말한다. 이때 목이 일자 형태로 변하게 되고 목 주변의 근육과 인대가 긴장해 거북목증후군으로 발전된다. 최근에는 스마트폰의 장시간 사용으로 나이에 상관없이 발생한다. 이에 따라 뒷목과 어깨가 결리고 아플 수 있으며, 근육의 긴장 상태가 장기화되면, 올바른 자세를 취해도 통증이

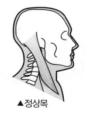 ▲정상목   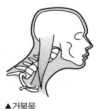 ▲거북목

지속된다. 거북목증후군을 예방하기 위해서는 가슴을 천장으로 향하고 고개를 꼿꼿이 해주면 면 어깨가 자연스럽게 펴진다. 이삼십 분에 한 번씩 목 스트레칭을 해주면 좋다. _옮긴이

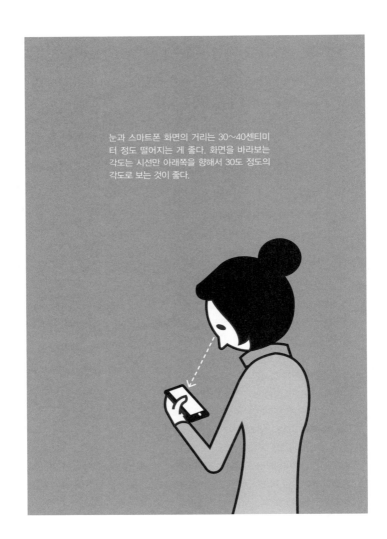

눈과 스마트폰 화면의 거리는 30~40센티미
터 정도 떨어지는 게 좋다. 화면을 바라보는
각도는 시선만 아래쪽을 향해서 30도 정도의
각도로 보는 것이 좋다.

화면 밝기 줄이기

어두운 곳에서 스마트폰 화면을 바라보면 눈이 쉽게 피로해진다. 어두운 배경과 밝은 스마트폰 화면의 격차가 눈에 부담을 주는 것이다.

또 화창한 날 야외에서 스마트폰 화면을 들여다봐도 눈은 금세 피곤해진다. 쨍하게 밝은 햇빛 아래에서 어두운 스마트폰 화면을 쳐다보기 때문이다. 눈에 부담을 주는 환경에서는 스마트폰을 사용하지 말아야 한다. 장시간 스마트폰을 사용하는 습관은 더욱 눈에 부담을 준다.

또 화면 밝기를 지나치게 밝게 하지 않도록 주의해야 한다. 사람마다 조금씩 선호하는 밝기가 다르지만, 대체로 화면을 더 밝게 해서 색이 선명하게 보이도록 조절하는 사람이 많다. 대체로 스마트폰 게임을 즐기는 사람이 이런 경향을 보였다.

그러나 우리 눈은 차분한 색조를 편안하게 느끼므로 밝기를 낮게 설정해야 한다. 텔레비전 화질 선택 기능 중에 '영화 모드'라는 설정이 있다. 영화 감상에 최적화된 기능으로 지나치게 번뜩이는 빛을 내뿜지 않도록 화면 밝기를 조절해준다(배경이 어두운 장면에서는 단계를 약간 높이면 편안하게 시청할 수 있다).

스마트폰의 화면 밝기를 낮추면 텔레비전의 영화 모드와 비슷한 느낌이 된다. 지나치게 밝은 화면보다 눈의 피로를 한결 줄일 수 있다. 게다가 지나치게 화면 밝기를 높이면 색상 표현도 왜곡되어 보인다. 스마트폰이나 텔레비전 화면 밝기를 최대치로 설정해두었다면 밝기를 조절하자. 가능하면 밝고 선명한 화질보다는 눈이 편안해지도록 화면 설정을 바꿔야 한다.

또한, 스마트폰을 사용할 때뿐 아니라 평상시 대기 화면에도 신경을 써야 한다. 새하얗고 밝은 화면보다는 어슴푸레하고 차분한 색조의 바탕 화면과 대기 화면이 눈에 주는 부담을 덜어준다.

애플리케이션을 활용하자

스마트폰 덕분에 우리 생활은 놀라울 정도로 편리해졌다. 다양한 애플리케이션을 이것저것 설치하고 요리조리 설정을 바꾸면, 세상에 한 대뿐인 나만의 스마트폰이 만들어진다. 스마트폰이 현대인의 필수품이 된 이유는 가볍고 편리할 뿐만 아니라, 내 취향에 맞도록 스스로 꾸밀 수 있는 제품이기 때문이다.

나 역시 애플리케이션의 도움을 받아 한결 생활이 편리해졌다. 나는 절대로 스마트폰을 사용해서는 안 된다고 주장하는 게 아니다. 오히려 이제는 스마트폰 없는 삶을 상상

할 수 없게 되었다. 그러기에 더욱 스마트폰에 중독되지 않도록 늘 일정한 거리를 유지하려고 노력해야 한다.

스마트폰 중독은 간단한 방법으로 점검할 수 있다. 온종일 스마트폰 없이 지냈을 때 불안한지, 불안하지 않은지 확인해보자. 일정한 거리를 유지하면서 때론 스마트폰을 사용하지 않아도 크게 불편해하지 않아야 한다.

나는 하루 정도는 스마트폰 없이도 지낼 수 있다. 나에게 급한 용건이 있으면 병원으로 연락할 수 있기 때문이다. 스마트폰을 제대로 활용할 수 있는 방법을 스스로 만들어나가야 한다. 좋아하는 스마트폰을 오래 즐길 수 있도록 눈을 위해 적절한 거리를 유지해보자.

스마트폰의 혜택을 오래 즐기고 싶다면 스마트폰과 적당한 거리를 유지하는 법을 배워야 한다. 스마트폰의 다양한 기능을 적절히 활용하면, 스마트폰을 보는 빈도와 시간을 힘들이지 않고 줄일 수 있다. 예를 들면 음성 인식 기능과 진동 기능을 활용할 수 있다.

스마트폰에 지도와 내비게이션 애플리케이션을 깔면,

대개 음성으로 길 안내를 해주는 서비스를 지원해준다. 또 급격한 커브 등의 위험 구역에 들어서면 음성을 꺼놓아도 진동으로 알려주는 기능이 있는 애플리케이션도 있다.

스마트폰은 원하는 걸 할 수 있게 해주는 간편한 기능을 두루 갖추고 있다. 이미 우리 일상에 깊숙이 자리 잡고 있어 지나치기에 십상이지만 놀라운 일이 아닐 수 없다. 애플리케이션을 활용하면 고개를 숙이고 스마트폰 화면으로 지도를 확인하면서 길을 걸을 때보다 훨씬 안전하다.

그밖에도 음성 기능을 지원하는 다양한 애플리케이션이 있는데, 뉴스를 읽어주는 애플리케이션도 그중 하나다. 또 관광 정보를 음성으로 안내해주는 것도 있다. 스마트폰을 사용하는 주변 사람들과 서로 정보를 주고받으면 훨씬 더 다양한 애플리케이션을 찾을 수 있을 것이다.

스마트폰 노안에 대해서도 주변 사람들과 이야기를 나눠보자. 뜻밖에 관심을 보이는 사람이 많을 것이다. 지나치게 스마트폰을 많이 사용하면서 스마트폰으로 인해 스트레스를 받는 사람도 적지 않을 것이다. 스마트폰 사용에 대한 문제의식을 주변 사람들과 나눠보자. 서로 유용한 정보도 얻을 수 있고, 스마트폰에 빠져 생활에 지장을 받은 다양한 경험을 나눌 수 있을 것이다.

사용 시간 줄이는 게 최우선

스마트폰 사용 시간을 줄이는 것이야말로 스마트폰 노안을 치료하는 지름길이다. 처음에는 스마트폰이 없으면 허전하고 일이나 공부를 하는 동안에도 자꾸 생각나고 불안해진다. 그러다 잠깐 방심하면 손은 슬금슬금 스마트폰으로 향하고, 어느새 스마트폰을 보고 있다. 하지만 이런 습관은 얼마든지 바꿀 수 있다.

스마트폰 사용 방법을 조금만 바꾸어도 사용 시간을 줄일 수 있다. 스마트폰 대신 되도록 컴퓨터로 일을 처리하고, 스마트폰 잠금 애플리케이션을 이용해서 습관적으로 스마트폰을 찾지 않도록 해야 한다. 조금만 생각해보면 자기 상황에 맞게 스마트폰 사용 시간을 조절할 수 있다.

간혹 이동 중일 때 급하게 답장을 보내야 하는 이메일이나 문자 메시지가 오는 경우가 있다. 기다리는 상대방을 생각해서 조금이라도 빨리 답장을 보내고 싶어 마음이 급해진다. 물론 일 분 일 초를 다툴 정도로 긴급한 연락에는 답장을 보내야 한다. 그럴 때는 최대한 짧게 용건을 줄여 간략하게 의사를 표명하고, 이동 중이니 나중에 연락하겠다는 내용을 덧붙인다. 이렇게 하면 초조함을 해결하면서도 눈의 피로를 덜 수 있다. 사소해 보이지만 이런 습관을 들이면 눈에 가는 부담을 조금이나마 줄일 수 있다.

또 가끔은 이메일이 아닌 다른 방법으로 연락을 취하는 건 어떨까? 전화로 상대방의 목소리를 들으면서 대화를 나누다 보면 뜻밖에 일이 잘 풀리는 경우도 많다. 상대방을 직접 만나 얼굴을 맞대고 의사를 확인하는 과정은 번거롭고 힘들 수도 있지만 서로 눈을 바라보며 나누는 대화가 무엇보다 중요할 때가 있다.

내가 스마트폰 사용을 되도록 줄이고 이런 제안들을 실천해보라고 하면, 디지털 시대에 고리타분한 주장이라며 볼멘소리를 할지도 모르겠다.

하지만 진료를 하면서 수많은 환자를 접하다 보면, 모니터로 환자의 눈만 보고 진료를 할 때와 환자의 얼굴을 마주보며 진료할 때는 상황이 완전히 다르다. 환자와 직접 대화를 나누는 과정에서 증상을 좀더 정확하게 이해하고 병의 원인을 파악해 적절한 치료를 할 수 있다.

눈이 불편해 병원을 찾은 환자가 안구건조증과 조절 기능 이상을 보인다면, 우선 평소 스마트폰이나 컴퓨터를 사용하는 시간이 어느 정도 되는지 차근차근 문진해봐야 한다. 환자와 대화를 나누며 하는 문진은 무엇보다 중요하다. 나는 환자를 대할 때 비언어 정보를 꼼꼼하게 관찰한다. 특히 환자의 자세를 주의 깊게 살핀다.

사람과 사람이 직접 만나 이루어지는 소통은 의료 현장 이외의 분야에서도 중요하다. 스마트폰이라는 매개체 없이 직접 만나 대화를 나누는 과정은 아무리 강조해도 지나치지 않다.

　디지털 기기가 일상의 한 부분을 차지하고 있지만, 가끔은 스마트폰을 내려놓고 사람을 직접 만나 얼굴을 마주 보고 대화하는 데에 되도록 시간을 내고 마음을 쓰라고 권하고 싶다.

전자파의 영향

우리 생활을 편리하게 해주는 스마트폰과 각종 전자기기는 전자파를 내뿜는다. 사람들은 전자기기의 편리함을 마음껏 누리면서도 정작 전자파에 대해서는 깊이 생각하지 않는다.

스마트폰과 휴대전화가 건강에 미치는 위험성을 다룬 학술논문이 전 세계적으로 만 건 이상 발표되었다. 나라에 따라서 언론이 광고주의 눈치를 보느라 이 문제를 되도록 언급하지 않는 경우도 있다.

잘 알려지지 않은 정보지만, 2011년 WHO(세계보건기구)

는 휴대전화의 전자파가 암을 일으킬 가능성이 있다며 휴대전화를 '발암성을 지닌 위험 유해 물질'로 지정하기도 했다. 미국을 포함한 14개국 과학자들이 공동 연구를 통해 입증한 과학적 사실로 당시 큰 파장을 불러일으켰다.

전자파가 성인보다 어린이에게 더 큰 영향을 준다고 지적하는 연구자도 있다. 아직은 연구가 진행되는 단계라 확실하게 밝혀지지 않은 부분도 많지만, 앞으로는 전자파의 유해성에 대해 다양한 사실이 밝혀질 것이다.

스마트폰 전자파 예방 대책

❶ 스마트폰을 될 수 있으면 몸에서 멀리 떼어놓는다(주머니에 넣는 대신 가능하면 가방에 넣는다).
❷ 잠을 잘 때 스마트폰을 머리맡에 두지 않는다(알람 시계 대신 스마트폰을 사용하는 사람은 특히 주의해야 한다).
❸ 통화할 때는 핸즈 프리 기기를 사용한다(무선보다 유선이 전자파의 유해성을 줄일 수 있다는 주장이 있다).

위에서 보듯 몇 가지 방법으로 일상생활에서 어렵지 않

게 효과적으로 전자파를 줄일 수 있다. 생활습관을 조금만 바꾸어도 전자파를 줄일 수 있다. 이 책을 읽는 독자 여러분은 꼭 실천해보기를 바란다.

특히 첫 번째와 두 번째는 오늘부터 당장 실천할 수 있는 쉬운 방법이다. 일상생활에서 스마트폰의 해를 조금이나마 줄이겠다는 경각심을 가져보자. 조금만 신경 쓰면 스마트폰의 폐해를 줄이면서 편리하게 사용할 수 있다.

스마트폰 없이 살아보기

지금까지 스마트폰을 사용하면서 생기는 나쁜 습관에 대해 다양하게 살펴보았다. 전철이나 버스 안에서 스마트폰을 사용하거나, 길을 걸으면서도 스마트폰을 사용하고, 잠자리에 누워서도 스마트폰을 사용하는 사람은 이번 기회에 반드시 습관을 바로잡아 보자. 자신이 스마트폰 중독이라고 느끼는 사람은 자책하지 말고 이제부터라도 올바른 스마트폰 사용 습관을 들여야 한다.

그런데 좀더 효과적이고 빠르게 스마트폰 노안을 치료할 방법이 있다. 가장 확실한 방법은 딱 사흘 동안 스마트폰을 두고 다니는 '스마트폰 디톡스'이다. 나는 이 방법을

'사흘 스마트폰 디톡스(스마트폰 단식)'라고 부른다. 동영상 시청이나 게임은 물론 SNS 메신저나 이메일을 확인하는 것도 안 된다. 통화 기능을 포함해 스마트폰의 그 어떤 기능도 사용하지 않는다. 스마트폰의 전원을 아예 꺼버리는 방법이 가장 좋다.

"말도 안 돼!"

"맙소사, 어떻게 사흘이나 스마트폰 없이 살아요!"

여기저기서 아우성이 들리는 듯하다. 스마트폰이 우리 일상의 한 부분이 된 이제는 다소 비현실적인 제안처럼 들릴 것이다. 세상에는 온갖 힐링 방법이 유행하고, 독소를 배출해 몸과 마음을 편안하게 해준다는 갖가지 디톡스가 소개되고 있다. 힐링 열풍과 동시에 '디지털 디톡스'라는 말까지 생겨날 정도로 한동안 일부러 전자기기를 멀리하기도 한다. 디지털 디톡스를 하는 동안에는 스마트폰뿐 아니라 컴퓨터나 다른 전자기기를 모두 사용하지 않는 생활을 해야 한다.

그에 비해 스마트폰만 사용하지 않는 스마트폰 디톡스

는 훨씬 실천하기 쉽다. 몸과 마음을 치유하면서 동시에 자신의 생활을 더 낫게 변화시킬 수 있다. 스마트폰 디톡스를 실천하는 몇 가지 비결을 살펴보자.

나를 위한 사흘간의 사치! 스마트폰 디톡스 성공 비결

❶ 장기 휴가, 주말, 공휴일 등 쉬는 날을 중심으로 계획을 짠다.

❷ SNS나 블로그를 하는 사람은 개인 계정에 '스마트폰 디톡스 데이'라는 제목으로 기간을 미리 공지하고 근황을 알린다. 가족과 지인, 동료 등 주위 사람들에게 알리면 '최소한 사흘은 참아야 한다'는 각오를 다질 수 있다.

❸ '스마트폰 디톡스 데이'라는 제목의 글이 사람들의 관심을 불러일으킬 수 있다.

❹ 스마트폰을 집에 두고 여행을 떠난다. 반드시 연락해야 하는 사람에게는 숙박지의 전화번호를 알린다.

❺ 소중한 사람과 보내는 시간을 늘리고 대화를 즐긴다. 스마트폰에서 벗어난 자유를 만끽한다. 오랜만에 만난 친구와 깊은 대화를 나눌 수 있다.

❻ 취미 생활을 즐기거나 평소 하고 싶었던 일에 도전한다. 스마트폰이 없는 상황에서 마음껏 집중력을 발휘할 수 있다.

도저히 사흘씩이나 스마트폰 없이 지낼 자신이 없다면 처음에는 반나절 디톡스부터 도전해보자. 익숙해지면 반나절, 하루, 이틀, 사흘 하는 식으로 스마트폰 없이 지내는 기간을 조금씩 늘려가면서 목표를 높일 수도 있다.

또한, 왜 스마트폰 없이 지내기가 힘들었는지 생각해볼 수도 있다. 스마트폰이 있으면 누군가와 항상 연결된 기분이 들기 때문인지도 모른다. 스마트폰을 손에서 놓지 못하는 이유에 대한 생각이 스마트폰 노안을 해결하는 열쇠가 되어줄 것이다.

스마트폰 디톡스를 할 때 가장 힘든 부분이 통화 기능 문제다. 스마트폰 디톡스 기간에도 걸려오는 전화를 받는 정도는 괜찮다고 생각할 수도 있다. 그런데 전화를 받는 순간 스마트폰 디톡스에 실패할 확률도 높아진다.

스마트폰 전원을 아예 꺼두는 방법도 있다. 스마트폰 전원을 켜두면 문자 메시지나 이메일을 확인하고 싶어 좀이 쑤실 수도 있다. 또 잠깐 보겠다는 마음으로 동영상 사이트에 접속하는 순간 최신 동영상에 눈이 간다. 하지만 동영상 하나를 클릭하는 순간 스마트폰 디톡스 데이는 끝난다.

전원을 꺼두는 방법이 스마트폰 디톡스에 성공하는 최고의 비결이다. 내 조언에 따라 짧게나마 스마트폰 디톡스를 경험한 사람들이 다양한 후기를 들려주었다.

"이메일이나 메시지에 실시간으로 답해야 한다는 스트레스가 줄어들었어요."

"스마트폰을 보느라 일을 하다 손을 놓는 경우가 많았거든요. 스마트폰 디톡스를 하고 나서 업무에 집중할 수 있게 되었어요."

"가족과 보내는 시간이 늘어났고 대화도 훨씬 늘었어요."

스마트폰 디톡스 기간에 느낀 감정은 인생을 살아가는 데 소중한 경험이 되어줄 것이다. 물론 스마트폰 디톡스에 성공하고 나서 스마트폰 노안이 완치되었다면 다시 스마트폰을 사용해도 좋다(설정을 바꾸거나 사용 시간을 조절할 필요가 없다).

짧은 시간에 높은 효과를 보고 싶은 사람은 꼭 스마트폰 디톡스에 도전해보자.

매일 눈 건강법
열 가지를 실천하라

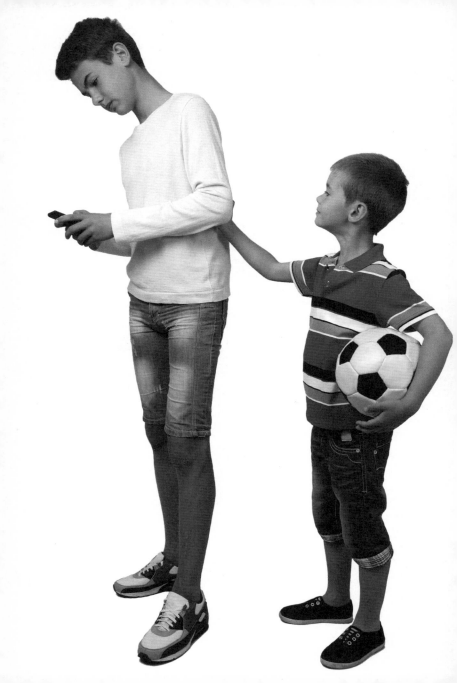

5분 눈 감기

　이번 장에서는 평소 생활 속에서 스마트폰 노안을 예방하기 위해 실천할 수 있는 눈 관리 십계명을 살펴보자. 어떤 방법이든 상관없다. 마음에 드는 방법 하나를 선택해 실천해보자. 평소 눈을 혹사하는 생활을 하는 사람이라면 조금만 관리해도 눈의 피로가 한결 줄어들고 눈이 시원해지는 것을 느낄 수 있을 것이다.

　현대인은 소중한 눈을 혹사한다. 여러분도 눈은 얼마든지 일할 수 있다고 눈 건강을 과신하고 있지는 않은가? 눈은 성실한 일꾼이라 꾀를 부리지 않고 언제나 주어진 일에

최선을 다한다. 무리해서 피로가 쌓여도 군소리 한 번 하지 않고 묵묵히 제 할 일을 한다. 그러나 눈을 혹사하는 생활을 계속하다 보면 어느 날 갑자기 눈이 우리에게 반기를 들 것이다.

사람들은 몸이 지치면 쉬고 싶다는 생각을 한다. 하지만 온종일 성실하게 일한 눈을 위해서는 휴가는커녕 잠깐의 휴식조차 줄 생각을 않는다. 온몸이 파김치가 되도록 힘들게 일한 날은 손가락 하나 까딱할 힘이 없어 쉬고 싶다는 생각이 간절하다. 하지만 소파에 축 늘어져 있다고 해도 눈을 감지 않으면 우리 눈은 쉬지 못한다.

누워서 느긋하게 텔레비전이나 보자고 생각하면서 리모컨에 손을 뻗는 순간 우리 눈은 다시 분주하게 일하기 시작한다. 온몸이 지쳐 있는데도, 눈만은 쉬지 않고 혼자서 일하는 것이다.

내가 사람들에게 전하고 싶은 메시지는 간단하다. "제발 여러분의 눈을 쉬게 해주세요!"라는 말이다. 딱 5분이면 충분하다. 눈을 감기만 해도 우리 눈은 휴식할 수 있다. 눈의 초점을 조절하는 모양체근은 우리가 눈을 감고 있는 동안 쉴 수 있다. 전철 안에서 자리에 앉게 되면 잠시 눈을 감고 쉬는 시간을 가져보자. 출퇴근 시간 복잡한 전철 안에서도 얼마든지 실천할 수 있는 간단한 방법이지만, 피곤한 눈에는 큰 휴식이 된다.

조용한 장소에서 눈을 감고 명상을 해보자. 명상을 하면 스마트폰 노안을 예방할 수 있을 뿐 아니라, 눈 안쪽에 자리한 뇌가 쉬게 돼 활력이 생긴다. 명상을 하는 동안 되도록 천천히 심호흡을 하면 한층 효과적이다. 숨을 깊이 내쉬고 들이마시는 과정에서 눈물 분비가 촉진되고 몸 전체의 긴장이 풀어지면서 부드럽게 이완된다.

또 명상을 하면 뇌의 긴장이 풀린다. 명상으로 뇌에 쌓인 긴장을 풀면 우리 뇌는 훨씬 효율적으로 일하기 시작한다. 실제로 명상을 하고 나면 집중력이 향상된다. 명상은 머리를 텅 비우고 마음을 가라앉히는 행위다. 걱정이나 고민은 잠시 접어두고, 눈을 감고 정보를 차단하고 머리를 텅 비우는 데 집중해야 한다.

명상으로 재충전을 마친 우리 뇌는 집중력이 좋아지고 새로운 일에 도전할 수 있는 의욕이 생긴다. 열심히 공부해서 성적을 올리고 업무에서 원하는 성과를 내고 싶다면, 눈을 감고 잠시 명상에 드는 시간을 마련해보자.

핫팩

눈가 주름이 신경 쓰인다고 아이 크림을 열심히 챙겨 바르고, 아이 마스크나 아이 팩을 해서 눈가 주름이 생기지 않도록 관리하는 여성이 많다. 그런데 눈 건강을 위해서 핫팩을 하는 사람은 많지 않은 것 같다.

어느 집에나 있는 수건 한 장만 있으면 손쉽게 핫팩을 할 수 있다. 따뜻하게 데운 수건이나 거즈를 눈 위에 덮어 눈을 따뜻하게 찜질해주기만 해도 충분하다. 수면용 안대처럼 눈에 착용하는 눈 전용 핫팩을 이용할 수도 있다. 눈에 핫팩을 하는 습관은 아주 좋다. 핫팩은 부작용도 없고 스마트폰 노안을 예방하고 치료할 수 있는 바람직한 습관이다.

왜 핫팩을 하면 눈에 좋을까? 혈액순환이 좋아지거나 눈 주위 근육에 쌓인 피로가 풀려서 일 수도 있고, 하고 나서 기분이 좋아지기 때문일 수도 있다. 모두 맞는 말이다. 그런데 핫팩을 추천하는 이유는 따로 있다.

아래위 속눈썹 뿌리 부분에는 속눈썹과 나란히 '마이봄선Meibomian gland'이라는 분비샘이 점점이 흩어져 있다. 마이봄선은 지방을 분비하고 눈물 성분에 유분을 더한다. 또 유막을 형성해 눈알과 눈꺼풀의 움직임을 부드럽게 해주고, 눈물이 증발하는 것을 막아준다. 마이봄선에서 분비되는 지질은 우리 눈에 필요한 천연 안약인 셈이다.

그런데 마이봄선은 약간의 자극으로도 막힐 수 있다. 운 나쁘게 마이봄선에 세균이 침투하면 다래끼나 안구건조증, 안구 피로의 원인이 된다. 그래서 평소 마이봄선이 막히지 않도록 세심하게 관리해야 한다.

마이봄선을 손쉽게 관리할 수 있는 가장 좋은 방법이 핫팩이다. 마이봄선의 지방이 녹아나는 온도(융점)는 약 40도이다. 욕조에 들어갔을 때 약간 뜨겁게 느껴지는 온도다. 따뜻한 욕조에 몸을 담그고 수건을 목욕물에 적셔 눈 위에 올리면 마이봄선을 막고 있던 지방이 스르르 녹아내린다.

이틀이나 사흘에 한 번꼴로 꾸준히 핫팩을 하면 스마트폰 노안이 상당히 나아진다. 게다가 핫팩 덕분에 눈물이 덜 말라 안구건조증을 예방할 수도 있다.

요즘에는 다양한 일회용 눈 전용 핫팩을 손쉽게 살 수 있어 간편하게 핫팩을 즐길 수 있다(인터넷에 '온열 안대', '눈 찜질팩', '아이워머', '스팀 아이마스크' 등의 제품 명으로 검색하면 관련 제품을 살 수 있다_옮긴이). 지친 눈을 위해 눈 주위를 40도 전후로 따뜻하게 데우는 핫팩을 하는 습관을 들여보자.

따뜻한 욕조에 몸을 담그고 따뜻한 수건으로 찜질을 하면 마이봄선을 막고 있던 지방이 녹아내린다. 마이봄선의 지방이 녹는 온도는 약 40도 정도다.

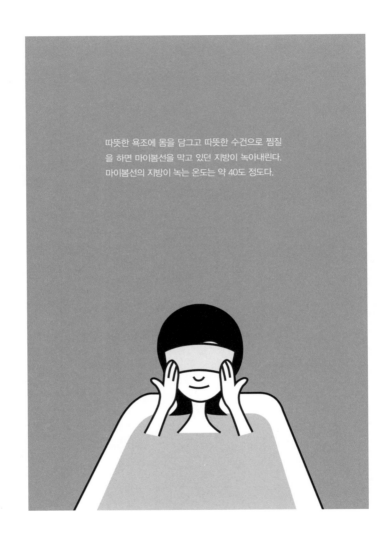

안구건조증 예방 수칙

　최근 안구건조증 환자들이 병원을 많이 찾는다. 안구건조증은 단순히 눈이 건조해지는 증상이 아니라, 안과에서 치료를 받아야 하는 안과 질환이다.

　사무직으로 일하는 사람 세 명 중 한 명이 안구건조증이라고 할 정도로 안구건조증은 현대인에게 흔한 질병이고, 현대인의 고질병으로 자리 잡았다. 안구건조증 환자 수는 매년 꾸준히 늘어나고 있다.

　그런데 안구건조증 환자들에게 치료를 받아야 한다고 설명하면, 대부분 심각하게 듣지 않는다. 안과에서 안구건조증 진단을 받아도 진지하게 눈 건강에 대해서 생각해보거나 위기감을 느끼는 사람은 거의 없다. 안구건조증이 병이라는 의식이 거의 없기 때문이다.

특히 여성의 경우에 안구건조증을 가볍게 받아들인다. 피부과에서 건성 피부라는 진단을 받으면, 수분 크림을 바르고 생수병을 들고 다니며 촉촉한 피부로 가꾸기 위해 온갖 노력을 한다. 반면 안구건조증 진단을 받으면 감기에 걸린 것처럼 덤덤하게 반응하는 경우가 많다.

그런데 안구건조증을 얕보다가는 큰코다칠 수 있다. 앞에서 살펴보았듯이 스마트폰 노안과 안구건조증은 밀접한 상관관계에 있다. 둘 중 한 가지 증상이 생기면 다른 한 가지 증상이 덤으로 따라붙게 마련이다.

안구건조증을 예방하고 스마트폰 노안을 치료하기 위해서는 평소에 눈을 촉촉하게 유지해야 한다. 요즘은 계절을 막론하고 냉난방을 하기 때문에 실내가 건조하다. 따라서 사계절 내내 안구건조증 예방 수칙을 실천해야 한다. 특히 공기가 건조해지는 겨울에는 세심하게 신경을 써야 한다.

안구건조증 예방 수칙

❶ 가습기 등으로 실내 습도를 조절한다. 쾌적하게 생활할 수 있는 45~50퍼센트 정도의 습도가 이상적이다.

❷ 수십 초 가량 눈을 감으면 눈이 촉촉해진다. 아주 잠깐 눈을 감기만 해도 눈 표면이 메마른 증상을 예방할 수 있다.

❸ 따뜻한 수건을 눈 위에 올리는 찜질이나 일회용 눈 전용 핫팩은 눈을 따뜻하게 해준다(▶103페이지)

❹ 안약을 적절히 사용한다. (▶111페이지)

❺ 수시로 눈을 깜빡인다. (▶191페이지)

❻ 보습 안경을 쓴다.

안구건조증 예방 수칙 여섯 번째인 '보습 안경'에 대해서 살펴보자. 눈가를 촉촉하게 유지해주는 아이 크림이 여성들의 필수품이 된 지 오래지만, 눈과 눈 주위를 촉촉하게 만들어주는 보습 안경에 대해서 아는 사람은 많지 않다.

보습 안경은 이름 그대로 안경을 끼기만 해도 눈을 촉촉하게 만들어주는 기능성 안경이다(일본의 안경 전문기업인 JINS가 '진스 모이스처'라는 이름으로 출시한 제품이다). 이 안경은 안경테 옆면에 작은 보습 탱크가 달려 있다. 탱크에 물을 채우면 물이 용기 안의 작은 구멍으로 증발하면서 눈 주위에 수분 보호막을 형성해 적절한 습도를 유지해주는 제품이다. 물론 시력에 맞게 렌즈에 도수를 넣어 착용할 수 있다.

물통으로 눈 주위에 보호막을 친다는 단순한 구조지만, 안구건조증을 예방하는 효과는 탁월하다(현재 안구건조증을 예방할 수 있는 안경 제품으로는 진스 모이스처 제품이 유일하다).

나도 시험 삼아 보습 안경을 써보았다. 써보니 안경테 무게가 가벼워 부담스럽지 않으면서 기능도 우수했다. 안경을 끼는 사람이라면, 한번쯤 보습 안경에 대해 관심을 가져보는 것도 좋을 것 같다(보습 안경 제조회사 홈페이지 http://www.jins.jp.com/functional/moisture.html).

올바른 안약 사용 습관

눈이 건조한 느낌이 들면 안약을 사용해야 한다. 주로 사무실에서 일하는 사람이라면 두세 시간에 한 번 안약을 사용하는 게 적당하다. 안약을 사용할 때는 몇 가지 주의 사항이 있다.

● 안약 성분을 확인한다.

증상에 따라 적당한 안약을 사용해야 한다. 안약의 효과와 효능, 성분을 꼼꼼히 확인하고 사자. 예를 들어 안구건조증에는 일반 안약보다는 '인공 눈물'이 낫다. 또 보존제 등의 성분이 들어있지 않은 안약을 선택해야 한다.

● 방부제가 없는 안약을 선택한다.

눈을 위해 될 수 있으면 방부제가 들어있지 않은 안약을 사용해야 한다. 다만 무방부제 안약은 개봉 후 보관할 때 변질되지 않도록 주의하자. 방부제가 들어있지 않은 제품을 살 때는 포장에 '무첨가' 또는 '무방부제' 등의 표시가 있는지 확인해야 한다. 첨가제가 들어있지 않으면서 소포장 또는 일회용으로 포장된 제품을 선택하는 게 좋다.

● 따끔거리거나 화끈거리는 안약은 피한다.

시판 안약 중에는 눈에 넣었을 때 강한 자극이 느껴지는 제품이 있다. 이런 제품은 안약이 눈에 확실히 들어갔다는 느낌을 주도록 고안된 제품이다. 그런데 자극이 크다고 해서 효과가 좋은 게 아니다. 오히려 순간적으로 눈이 시원해지는 느낌에 중독되어 안약을 오남용할 우려가 있다.

● 안약을 넣을 때는 손을 깨끗이 씻는다.

안약을 넣기 직전에는 손을 깨끗이 씻어야 한다. 안약을 눈에 넣을 때는 깨끗한 손가락으로 아래쪽 속눈썹을 열고, 속눈썹이나 눈꺼풀에 안약 용기가 닿지 않도록 조심하면서 한 방울씩 떨어뜨려야 한다.

● 안약을 한 방울 넣은 다음 눈을 5초 동안 감는다.

안약은 제대로 넣기만 하면 한 방울이면 충분하다. 안약을 넣은 다음에는 약 5초 동안 눈을 감고 있으면 좋다(눈 전체에 안약이 스며들 때까지 충분한 시간을 두고 기다리자).

● 핏발이 선 눈을 맑게 해주는 안약은 자주 넣지 않는다.

안약을 넣는다고 안구 충혈의 원인이 치료되지 않는다. 오히려 안약에 중독될 수 있다(자세한 내용은 205페이지 참조).

● 안약을 넣어도 눈에 문제가 있다면 안과에 가자.

안약을 꾸준히 사용해도 눈이 뻑뻑하고 이물감이 느껴

진다면 안과 전문의에게 진료를 받아야 한다. 안구건조증은 안과에서 안약을 처방받아야 치료 기간을 줄일 수 있다.

그 밖에도 안약을 사용할 때 지켜야 할 몇 가지 주의 사항이 있다. 눈에 이물질이 들어갔을 때를 빼고는 눈을 씻는 행위는 어떤 경우에도 절대 해서는 안 된다.

약국이나 잡화점에 가면 '눈 세척용 안약'(주로 플라스틱 재질의 컵이 들어있다)이라는 제품을 팔고 있다. 이런 제품으로 눈을 씻어내면 눈물층이 순식간에 씻겨나간다. 눈물층에는, 아미노산과 라이소자임Lysozyme(동물의 조직, 침, 눈물, 알의 흰자위 따위에 들어 있는 항균성抗菌性 효소의 하나 _ 옮긴이) 등 세균이 들어오지 못하게 우리 눈을 보호해주는 성분이 들어있다. 물이나 안약으로 눈물층을 씻어내면 이 성분들까지 함께 씻겨나가 눈에 심한 손상을 줄 수 있다.

또 눈을 씻는 이런 종류의 제품은 개봉 후 장기간 실온에 두어도 변질되지 않는다. 보통 액체는 상온에 두면 부패해 색이 탁해지고 악취를 내뿜지만, 이런 제품은 뚜껑을 딴

상태에서 실온에 보관해도 멀쩡하다. 이런 시판 안약에는 방부제가 들어 있어서 아무리 오랫동안 실온에 내버려둬도 처음 상태를 그대로 유지한다. 당연히 방부제는 눈 건강에 좋지 않다.

안약 대신 수돗물로 눈을 씻는 습관은 지금 당장 고쳐야 한다. 안약과 마찬가지로 눈물층이 씻겨나가기 때문이다. 눈물층이 사라지면 각막 위의 수분이 쉽게 증발되어 안구건조증으로 진행될 수 있다. 또 항균 작용을 하는 눈물 속의 효소가 함께 씻겨나가 면역력도 떨어진다. 그뿐 아니라 수돗물 속에 사는 기생충이 눈에 들어가 심각한 질환을 일으킬 수도 있다.

수돗물은 균을 소독하고 독성을 중화하는 약품을 사용하기 때문에 수돗물 속에 세균은 살 수 없다. 그러나 기생충은 여전히 살아서 움직인다. 수돗물 속에 사는 기생충은 눈에 작은 상처라도 있으면 파고들어 염증을 일으키고 심한 경우 실명을 일으킬 수 있다.

특히 아메바는 무시무시한 녀석이다. 잘 알려지지 않았

지만 아메바로 인한 각막염으로 실명하는 사람이 세계 곳곳에서 매년 끊이지 않고 발생하고 있다.

안약이나 물로 눈을 씻어내면 잠깐은 눈이 시원하고 상쾌할 수 있다. 하지만 이런 행동은 아주 위험하다. 시판 안약이나 물로 눈을 씻어내는 행위는 심각한 질환으로 이어질 수 있으니 소중한 눈을 조심해서 관리해야 한다.

안구 마사지보다는 눈 주변 지압을

눈 건강법이라는 주제로 텔레비전이나 잡지에서 취재할 때 빠지지 않고 받는 단골 질문이 있다. 바로 '눈 지압'이나 '눈 마사지'에 대해서다.

"마사지를 하면 시원한 느낌이 들거든요."

"지압할 지점을 찾아서 손가락으로 꾹꾹 눌러주기만 해도 되니까 정말로 간단해요."

"몇 번 누르기만 해도 시원해지더라고요."

지압이나 마사지는 어렵지 않게 바로 효과를 볼 수 있는 방법이지만, 특히 눈 지압이나 마사지를 할 때는 특별히 주의해야 한다.

"저는 눈이 피곤하면 눈꺼풀 위로 눈동자를 꾹꾹 눌러서 마사지를 해요. 하고 나면 얼마나 시원한지 몰라요!"

이런 환자의 위험천만한 마사지 법에 기절초풍한 나는 그 자리에서 바로 눈 지압을 그만두라고 했다. 설령 눈꺼풀 위일지라도 '눈동자(안구)'를 누르는 방법은 매우 위험하다. 안구를 누르면 눈알 내부의 압력(안압)이 급격히 상승한다. 그 환자 외에도 눈동자를 꾹꾹 누르면 시원한 기분이 들어 마사지를 한다는 환자들을 수없이 보았다. 나이와 성별을 불문하고 뜻밖에 많은 이들이 위험한 마사지로 눈 건강을 해치고 있었다.

눈의 피로를 풀고 싶다는 마음은 잘 안다. 몸이 백 냥이 면 눈은 천 냥이라는 말처럼 눈은 우리에게 둘도 없이 소중한 존재다. 그러나 눈을 위한다는 생각에 한 행동이 사실 눈에는 위험한 행동이다. 따라서 올바른 지식으로 소중한 눈을 관리해야 한다.

내가 추천하는 유일한 방법은 눈 주위 지압으로 '안와상

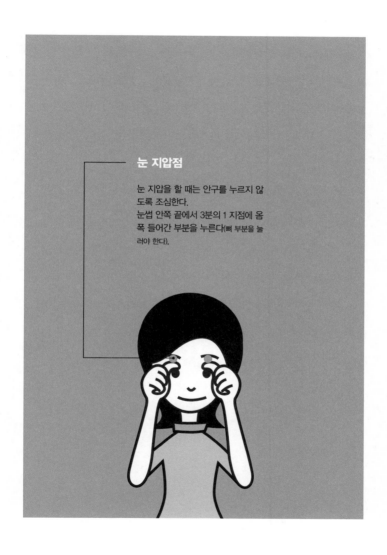

눈 지압점

눈 지압을 할 때는 안구를 누르지 않
도록 조심한다.
눈썹 안쪽 끝에서 3분의 1 지점에 옴
폭 들어간 부분을 누른다(뼈 부분을 눌
러야 한다).

공眼窩上孔, supraorbital foramen'이라는 부분을 누르는 방법이다. 안와상공은 안구가 들어있는 두개골의 눈구멍 위쪽에 자리한 작은 지압점이다. 눈썹 안쪽 끝에서 3분의 1 지점인 미두眉頭 부분에 손가락을 대면 옴폭 들어간 부분이 있다.

이 뼈 부분을 손가락으로 지그시 눌러주면 안쪽에 자리한 상안와열上眼窩裂이라는 두개골 틈새에 자극을 전달할 수 있다. 상안와열에는 동맥신경과 삼차신경(안면 감각을 담당하는 신경 _ 옮긴이), 교감신경 등 다양한 신경이 지나간다.

이 부분은 손끝으로 눌러도 안전한 지압점이다. 또 지압을 하면 바로 눈이 시원해진다. 틈 날 때마다 이 지점을 자극해주면 눈에 쌓인 피로를 효과적으로 풀 수 있다.

수면의 질 높이기

눈이 건강해지려면 잘 자야 한다. 하룻밤 푹 자고 나면 어지간한 눈의 피로는 회복된다. 만약 숙면을 취한 뒤에도 눈이 피로하거나 계속 불편하다면 진찰을 받아야 한다.

깊이 자고 나서도 눈 상태가 나아지지 않는다면 안구건조증이나 충혈 등의 증상이 나타날 수 있고, 또 다른 질환이 숨어 있을 수도 있기 때문이다.

다음에 소개하는 눈 건강을 위한 수면법을 생활 속에서 실천해보자.

첫째는 건조함을 예방하는 것이다.

안구건조증을 예방하기 위해서는 실내가 건조해지지 않도록 습도를 관리해야 한다. 가습기 등 습도를 높여주는 수단은 다양하다. 가습기가 없다면 옷걸이나 빨래 건조대 등에 젖은 수건을 걸어두는 방법도 있다. 또 더운물을 컵이나 그릇에 담아놓기만 해도 습도를 조절할 수 있다. 겨울은 물론, 냉방을 하는 계절에도 건조해지지 않도록 습도에 충분히 신경을 써야 한다.

둘째는 실내를 어둡게 하는 것이다.

잠을 깊이 자고 싶다면 침실은 되도록 어둡게 해야 하지만, 완전히 불빛을 차단하지는 말자. 자다가 깨서 일어날 수도 있으므로 옆방 불빛이 문틈으로 살짝 들어올 정도로 조절하자.

셋째는 베갯머리에 스마트폰을 두지 않는 것이다.

전자파가 인체에 미치는 영향에 대해서는 아직 확실히 규명되지 않은 부분이 있지만, 스마트폰과 휴대전화 등의 전자기기는 될 수 있으면 침실에 두지 않는 게 안전하다. 특히 머리맡에 전자기기를 두고 잠들지 않도록 주의하자.

책상에서 하는 눈 운동

공부하거나 일을 하다가 가끔 먼 곳을 바라보는 습관을 갖는 게 좋다.

컴퓨터 작업이나 독서, 글쓰기 등의 작업을 할 때는 적어도 한 시간에 한 번은 작업에서 눈을 떼고 쉬거나 눈을 깜빡여서 눈의 습도를 유지해야 한다. 여유가 있다면 밖으로 나가 잠시 걸으면서 쉬자. 시간이 없다면 잠깐 화장실에 다녀오거나 차나 커피를 끓이는 것도 좋다.

이렇게 눈으로 들어오는 풍경을 완전히 바꿔주는 시야 전환이 중요하다. 우리 눈은 아무리 지치고 피곤해도 소리

내 항의하거나 비명을 지를 수 없기 때문이다.

'가까운 곳만 보지 말고 제발 먼 곳도 봐주세요.'

'한 곳을 뚫어지게 바라봤더니 뻐근해요. 이제 그만 기지개를 켜고 쉬고 싶어요.'

'모니터를 두 시간씩이나 들여다봤어요. 이제 그만, 제발 더는 무리예요!'

지금 눈의 초점을 맞추는 모양체근이 이렇게 소리 없는 비명을 지르고 있는지도 모른다.

쉬지 않고 일하는 우리 눈을 위한 쉽고 간단한 운동이 있다. 스마트폰 노안을 물리칠 수 있는 '간판 구경 운동'이다. 자신의 눈 상태와 피로도를 직접 점검할 수 있는 아주 효과적인 방법이다. 쉽고 간단한 방법이지만, 나름대로 합리적이고 과학적인 눈 운동이다.

눈 운동은 거창한 게 아니다. 잠깐 고개를 돌려 바깥에 있는 간판을 흘낏 바라보기만 하면 그만이다. 눈 깜짝할 사이에 눈 운동을 하는 것이다. 일하는 짬짬이 매일 눈 운동을 하면서도 업무에 지장을 주거나 따로 많은 시간을 내지 않아도 된다.

일하다 틈틈이 글자를 간신히 읽을 수 있을 정도로 멀리 있는 간판이나 광고 등의 목표물을 점찍어둔다. 밖이 보이지 않는 곳에서 일한다면 벽시계나 달력, 포스터 등 앉은 자리에서 떨어진 곳에 걸려 있는 사물로 대체할 수 있다. 다만 되도록 먼 곳에 있는 사물을 선택해야 한다.

예를 들어 창으로 내다보이는 '○○약국' 간판을 목표물로 정했다면, 눈이 슬슬 피로해지고 무지근한 느낌이 들 때 ○○약국 간판을 슬쩍 바라본다. 눈이 편안해지는 데에 일 초도 걸리지 않는다. 잠깐 고개를 돌려 먼 곳을 바라보기만 해도 모양체근은 한숨 돌리고 휴식을 취해 재충전 할 수 있기 때문이다.

간판 구경 운동은 한 시간에 한두 번 꾸준히 해주면 효과적이다. 사실 이 방법은 예전에 안경원에서 사용하던 시력검사 방법이다. 안경을 맞추러 온 고객의 시력을 대충 확인할 때 일부러 가게 밖을 가리키며, "손님, 저 간판 글씨가 보이세요?"라고 묻곤 했다. 안경을 맞출 때는 실제로 먼 곳에 있는 도로 표지판 등이 선명하게 보이는지를 확인해야 하기 때문이다.

자신의 눈 상태를 확인하는 잣대로도 간판 보기를 활용할 수 있다. 평소에 정해두었던 목표물의 글씨가 흐릿하게 보이거나 눈을 찌푸려야 겨우 보인다면 눈에 이상이 생겼을 수도 있다. 목표물을 바라볼 때 눈앞이 침침하거나 시큰거리는 느낌이 든다면, 안구건조증일 수 있으니 안과에서 진료를 받아봐야 한다.

간판 구경 운동은 들이는 시간에 비해 눈 상태를 개선해주는 효과는 탁월하다. 공부하거나 일을 하면서 눈을 위해 할 수 있는 이보다 쉬운 방법은 없다. 간판 구경 운동으로 스마트폰 노안이 개선되면 시력이 떨어지거나 안과 질환이 생겼는지도 조기에 발견할 수 있다. 한 시간에 한두 번 간판 구경 운동으로 스마트폰 노안을 예방하고 자신의 눈 건강을 점검해보자.

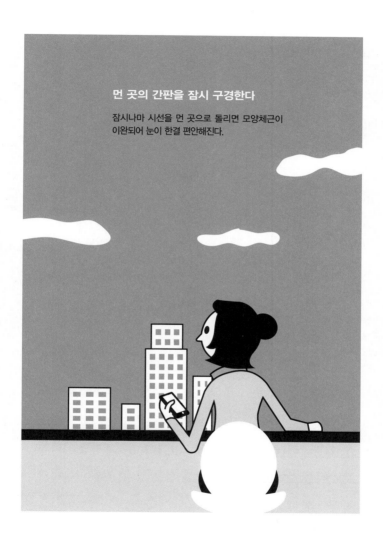

먼 곳의 간판을 잠시 구경한다

잠시나마 시선을 먼 곳으로 돌리면 모양체근이
이완되어 눈이 한결 편안해진다.

식물 키우기

간판 구경 운동과 함께 생활 속에서 실천하면 아주 좋은 눈 건강법이 있다. 소중한 눈을 위해 종류에 상관없이 실내에서 식물을 키워보는 것이다.

꽃꽂이보다는 식물이 자라는 변화를 오래도록 보면서 즐길 수 있는 화분이 좋다. 물론 아름답게 꾸민 꽃꽂이도 나름의 매력이 있다. 기분 전환도 되고 소소한 기쁨도 맛볼 수 있다. 식물의 치유 능력으로 마음이 따뜻해지고 나아가 분갈이를 하거나 포기나누기를 하는 등 식물을 가꾸면서 생활의 활력소를 얻을 수 있다.

취미 생활을 즐기며 느끼는 설렘과 기쁨은 인생의 스트레스를 크게 줄여준다. 내가 취미 생활을 권장하면 안과의사가 남의 스트레스까지 걱정하냐며 이상하게 나를 보는 환자도 있다.

스트레스도 눈에는 큰 영향을 미친다. 극심한 스트레스를 받으면 눈에도 이상이 생길 수 있다. '중심성망맥락막염中心性網脈絡膜炎, central serous retinopathy'이라는 생소하지만 무서운 질환이 있다. 특히 한창 일할 나이인 삼사십 대 남성이 이 질환에 걸리기 쉽다. 이 병에 걸리면 망막 중심에 물이 고이고 부분적인 망막박리가 일어나 앞이 잘 보이지 않게 된다.

이 병으로 안과를 찾은 환자에게 "환자분, 혹시 최근에 갑자기 많이 바빠지지 않으셨나요?"라고 물으면 열이면 열 고개를 끄덕인다. 이 병을 치료하려면 무엇보다 스트레스를 줄여야 한다. 환자의 스트레스를 줄여 병을 치료하는 게 우선이다. 식물을 키우는 것은 사소하지만 스트레스를 줄일 수 있는 좋은 방법이다.

식물의 초록색은 건강에도 좋고 스트레스 완화에 도움이 된다. 또 마음을 차분하고 편안하게 안정시켜준다. 무엇보다 녹음이 우거진 먼 산을 바라보면 훨씬 효과적으로 스트레스를 줄일 수 있다. 마음이 편안해지면 몸에서도 긴장이 풀리면서 편안하게 이완되고, 눈도 한결 편안해진다.

비타민 C 먹기

　식생활을 바로잡으면 스마트폰 노안도 바로잡을 수 있고 눈 건강에도 도움이 된다.

　눈 건강을 위해 특히 추천하는 영양소는 비타민 C다. 나는 환자들에게 비타민 C를 적극적으로 섭취하라고 조언한다. 가장 대표적인 항산화물질인 비타민 C를 섭취하면 우리 눈에서 렌즈 역할을 하는 수정체를 투명하게 유지할 수 있고 안과 질환을 예방할 수 있다.

　건강한 수정체는 비타민 C를 대량으로 함유하고 있다. 따라서 비타민 C를 섭취하면 수정체를 건강하게 유지하는 데에 도움이 된다. 수정체는 눈에서 특히 중요한 부분이다. 하지만 생활 속 자외선과 각종 전자기기가 내뿜는 블루라이트에 노출되어 쉽게 손상되기도 한다. 그런데도 우리가 평소에 이를 깨닫기는 쉽지 않다.

수정체가 지속적으로 손상을 입으면 '산화변성'이라는 현상이 일어난다. 산화변성은 수정체가 하얘지고 탁해지는 '백내장'으로 이어진다. 수정체가 딱딱하게 굳으면 렌즈의 두께를 조절할 수 없어 노안이 생긴다. 또 나이를 먹으면 수정체가 산화되는 것을 보호해주는 효소가 줄어들면서 노안이 발생한다. 그러나 항산화를 돕는 비타민 C를 꾸준히 섭취하면 백내장과 노안 진행을 늦출 수 있다.

특히 비타민 C 결핍이 생기기 쉬운 사람이 있다. 과일이나 채소를 즐겨 먹지 않는 사람, 담배를 피우는 사람, 과도한 스트레스를 자주 받는 사람 등은 비타민 C가 부족해지지 않도록 평소 식생활에 신경을 써야 한다. 비타민 C를 보충하지 않으면 수정체의 비타민 C 양도 점점 줄어든다. 수정체의 비타민 C 양이 정상 수준보다 줄어들면 각종 안과 질환에 걸릴 수 있다.

눈 건강을 위해서 비타민 C를 열심히 챙겨 먹자. 레몬과 키위처럼 신맛이 나는 과일에는 특히 비타민 C가 풍부하다. 과일을 챙겨 먹기 힘들면 대신 영양제를 복용해도 상관없다. 또 흡연자는 가능하다면 소중한 눈 건강을 위해서 이번 기회에 금연에 도전해보자.

눈에 좋은 영양제

영양제는 스마트폰 노안뿐 아니라 눈 건강에도 도움을 준다. 눈 전용 영양제라면 '블루베리 추출물'이나 '안토시아닌' 계열의 제품을 떠올리는 사람이 많다. 안과 전문의 입장에서는 블루베리나 안토시아닌 계열의 영양제보다는 '루테인'과 '아스타크산틴' 성분의 영양제를 추천한다. 이 두 가지 성분이 왜 우리 눈에 좋은지 살펴보자.

● 천연 영양제, 루테인

루테인lutein이란 카로티노이드carotinoid(자연계에 존재하는 천연색소)의 한 종류로 강력한 항산화 작용을 하는 물질이다. 망막 산화를 방지하고 노인성 황반변성증을 예방하고 개선하는 효과가 있다.

망막에서 가장 중요한 부분을 '황반부黃斑部'라고 부른다. 황반부는 이름 그대로 노르스름한 반점 모양을 하고 있다. 황반부를 노랗게 보이게 만드는 황색 색소의 성분이 루테인이다.

미국에서는 루테인의 효과를 의학적으로 규명하는 대규모 연구를 진행하기도 했는데, 연구 발표에 따르면 루테인을 복용한 그룹과 복용하지 않은 그룹 사이에는 안과 질환 발병률이 크게 차이가 났다.

시금치와 케일 등 녹황색 잎채소는 루테인이 풍부한 식품이다. 그런데 루테인에는 한 가지 약점이 있다. 루테인은 아연이나 셀레늄selenium(항산화 작용을 하는 미네랄로 달걀, 육류, 생선, 해바라기 씨 등의 식품에 풍부하게 함유되어 있다 _ 옮긴이) 등의 미량 원소와 함께 섭취해야 한다. 루테인 성분이 들어간 영양제를 선택할 때는 루테인의 함량뿐 아니라, 루테인 섭취

를 돕는 아연과 셀레늄 등의 미네랄 성분이 함께 들어있는
지 꼼꼼하게 따져보아야 한다(우리 병원에서는 '오큐바이트 루테
인Ocuvite with Lutein'이라는 바슈롬Bausch Lomb에서 나온 제품을 환자
들에게 추천한다).

루테인은 우리 눈을 건강하게 해주는 기특한 성분이지
만 눈 근육에까지 도움을 주지는 못한다. 매일 과중한 업무
에 시달리는 우리 눈 근육을 위해 아스타크산틴astaxanthin
성분의 영양제를 함께 먹는 게 바람직하다.

● 근육 건강에 도움이 되는 아스타크산틴

아스타크산틴 또한 루테인과 마찬가지로 카로티노이드
의 한 종류로 탁월한 항산화 작용을 하는 물질이다. 아스타
크산틴은 비타민 E의 약 백 배에 달할 정도로 탁월한 항산
화력을 자랑한다. 게다가 아스타크산틴에는 근육 건강에
도움이 되는 성분이 있어 근육에 쌓인 피로를 풀어주는 효
과가 있다.

아스타크산틴은 분자량이 적어 우리 혈관에서 검문소 역

할을 하는 '혈액뇌관문血液腦關門'(혈액과 뇌 조직 사이에 존재하는, 내피세포로 이루어진 관문. 세포들 사이가 매우 치밀해 약물이 잘 투과되지 않는다_옮긴이)과 망막에 있는 '혈액망막관문'을 수월하게 통과한다. 덕분에 망막 세포까지 도달할 수 있다.

반면 예전부터 눈에 좋다고 알려진 안토시아닌은 분자량이 많아서 혈액뇌관문을 통과하지 못한다. 따라서 안토시아닌 계열의 영양제보다는 아스타크산틴 성분이 들어간 영양제를 선택하는 게 현명하다.

물론 아스타크산틴은 식품으로도 섭취할 수 있다. 새우, 게, 연어 등의 붉은색을 띠는 해산물은 아스타크산틴이 풍부한 식품이다. 따라서 정기적으로 밥상에 해산물을 올리면 따로 영양제를 챙겨 먹지 않아도 아스타크산틴을 효과적으로 섭취할 수 있다.

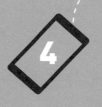

내 아이의 눈을
관찰하라

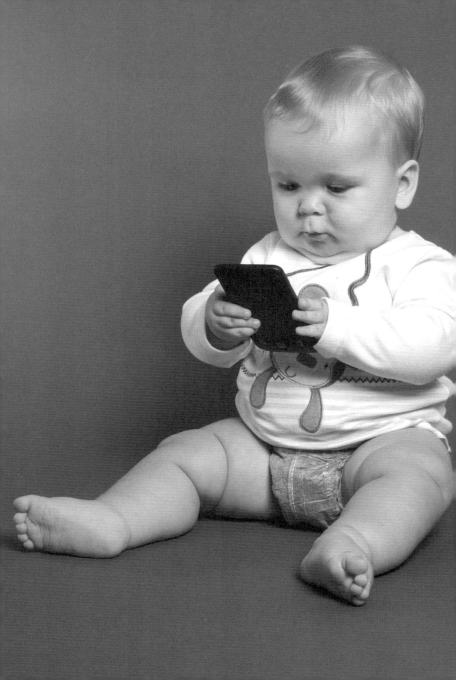

눈의 신호에 둔감한 아이들

    스마트폰 노안은 절대 호락호락하지 않다. 스마트폰 노안은 아이들이라고 해서 봐주는 법이 없다. 젊고 건강해도 스마트폰을 끼고 살면 차츰 스마트폰 노안이 진행될 수 있다.

    자녀에게 스마트폰을 사줄 때는 아이의 눈에 대해서 반드시 신경을 써야 한다. 부모가 미리 주의하지 않으면 아이의 눈은 어느새 나빠져 버린다. 이번 장에서는 아이들의 눈 건강과 부모가 알아야 할 부분에 대해 살펴보자.

    사랑하는 내 아이의 시력을 떨어지게 하는 가장 큰 원인은 뭘까? 요즘 가정은 스마트폰, 텔레비전, 게임, 컴퓨터 등

쉽게 눈이 나빠질 수 있는 환경 속에 있다. 병원에 오는 아이 중에는 공부방 환경이 좋지 않거나 자세 탓에 근시가 진행된 경우가 많다. 그렇다고 아이에게서 스마트폰을 뺏고 멀쩡한 가전제품을 내다 버릴 수도 없는 노릇이다. 또 눈이 나빠진다고 공부를 못하게 할 수도 없다. 그렇다면 어떻게 해야 내 아이의 시력을 제대로 지켜줄 수 있을지 고민해봐야 한다.

전철이나 버스를 타면 떼를 쓰는 아이에게 스마트폰을 쥐여주며 달래는 젊은 부모를 종종 보게 된다. 아주 가끔이라면 크게 문제 될 일은 없다. 그러나 매일 몇 시간씩 장난감 대신 스마트폰을 가지고 논다면 문제다.

스마트폰, 태블릿 PC 등 휴대용 단말기기를 아이에게 덥석 내어주기 전에 차분히 생각해봐야 한다. 다른 아이들도 다 가지고 있다거나 아이 기가 죽을까 봐 스마트폰을 사준다는 부모가 뜻밖에도 많다. 그러나 아이에게 덜컥 값비싼 스마트폰을 사주기 전에 차분하게 아이와 대화하는 시간을 만들어야 한다.

> **약도 근시** : 0∼마이너스 3D 미만
> **중등도 근시** : 마이너스 3D∼마이너스 6D 미만
> **고도 근시** : 마이너스 6D∼마이너스 10D 미만
> **초고도 근시** : 마이너스 10D 이상

또 사기 전에 하루에 얼마나 스마트폰을 사용할지 약속을 정해두어야 한다. 부모들이 어떻게 해야 아이의 눈을 지킬 수 있는지 물을 때마다 내 대답은 한결같다.

"자제분이 스무 살이 되기 전에 고도근시(마이너스 6 디옵터 이상, 안축 길이가 26㎜ 이상)가 되지 않도록 부모님께서 관리해주셔야 합니다."

시력의 정도를 나타내는 전문 용어 디옵터diopte(디옵트리 dioptrie)는 'D'(dpt)라는 단위로 표시한다. 정상 시력을 '0'으로 잡고 근시가 심해질수록 마이너스로 표기한다(기준은 마이너스 1에서 마이너스 10까지 있다).

초고도 근시의 경우 안경을 써도 1.0 이상으로 교정하기 힘들어 안과에서는 콘택트렌즈를 처방한다(착용 가능한 콘택트렌즈의 종류도 한정되어 있다).

내 아이의 시력 지켜주기

만약 유전이나 선천성 질환이 없는데도 자녀가 성인이 되었을 때 초고도 근시 판정을 받는다면 부모 책임이 크다.

물론 자녀가 시력이 나쁘면 눈에 좋다는 음식을 챙겨줘도 근시가 진행되는 것을 막지 못할 수도 있다. 요즘에는 자녀의 눈 건강에 무관심한 부모가 많은데, 아이의 눈은 반드시 부모가 지켜줘야 한다.●

초고도 근시가 되면 녹내장과 망막박리라는 질환에 걸릴 확률이 높아진다. 아이들은 어릴수록 눈의 소중함을 잘 느끼지 못한다. 또 십 대 청소년들은 스마트폰에 빠져 어느

새 스마트폰 노안이나 근시로 진행되는 경우가 있다. 실제로 최근 들어서 점점 십 대 환자가 늘고 있다.

자녀가 시력이 나빠지고 눈에 이상이 생겼는데도 부모가 알아차리지 못하는 일이 생겨서는 안 된다. 유아에게는 흔히 '사팔뜨기'라고 부르는 '사시斜視' 등의 문제가 생길 수 있는데, 이는 간단한 건강검진으로 알 수 있다.

"저 간판이 무슨 색으로 보이니?"

"저기 있는 표지판의 숫자가 보여? 어디 한번 읽어볼래?"

간단한 질문만 해도 아이의 눈 상태를 알 수 있다.

● 최근 6세 미만 아동이 스마트폰에 노출돼 우뇌 발달에 문제가 생기는 '영유아 스마트폰 증후군'이 사회적 문제가 되고 있다. 부모들이 아이를 돌볼 때 스마트폰을 쥐어주며 달래는 경우가 많다. 이때 아이들이 스마트폰의 자극에 오래 노출되면 우뇌보다 좌뇌가 지나치게 발달해 균형이 틀어지게 된다. 또한 이는 감정 발달에 영향을 주게 되고, 사고 능력, 감정 조절력, 소통 능력도 부족해진다. 심할 경우 충동조절장애나 주의력결핍 과잉행동장애, 틱장애, 발달장애 등으로 이어질 수 있다. 이뿐만 아니라 스마트폰에서 발생하는 전자파로 인한 영향이나 디지털 화면을 장기간 지켜보는 데 따른 시력 저하 등도 큰 문제가 된다. 스마트폰은 영유아기에 뇌 발달, 인지·정서 발달에 심각한 해를 미치기에 각별한 주의와 관심이 필요하다. _옮긴이

아이의 시력이 예전보다 떨어졌다거나 눈에 이상이 있는 것처럼 보인다면 바로 안경원에 가서 안경을 맞출 게 아니라, 안과를 찾아야 한다. 칠판 글씨가 잘 보이지 않는다는 아이의 말만 듣고 무턱대고 안경원에 데려가면, 도수가 높은 안경을 쓸 가능성이 크다. 일시적으로는 잘 보일 수 있겠지만, 시력이 점점 나빠지는 악순환에 빠질 수 있다.

아이가 좀더 성장하면 라식이나 드림렌즈 등의 방법을 선택할 수도 있다. 이 두 가지 방법은 젊은 세대의 근시 진행을 어느 정도 예방해줄 수 있다.

💬 라식 (18세 이상)

레이저로 각막을 조사해 각막 굴곡을 정리해 근시와 원시, 난시를 교정하는 수술이다. 각막을 깎아내기 전에 플랩flap이라는 각막을 덮는 뚜껑을 만들어 수술로 생긴 상처를 보호할 수 있다. 통증이 적고 시력 회복이 빠르다.

라식 수술을 받을 때는 안과 전문의 중에 각막 치료 전문가가 있는 병원을 선택해야 한다.•

● **각막 굴절 교정술 렌즈** (드림렌즈, 20세 이상)

잠자는 동안 하드 타입 콘택트렌즈를 착용해 맨눈시력을 회복시키는 교정 요법이다. 수면 중에 각막 형태가 변해 근시가 교정되어 낮 동안에는 콘택트렌즈나 안경 없이 생활할 수 있다.

일반적인 콘택트렌즈를 관리하기 힘든 나잇대의 아이에게도 효과적이다. 소아의 각막은 성인보다 부드러워 성인과 비교하면 치료 효과가 뛰어나다. 하지만 소아에게 적용할 때는 안과 전문의와 상담이 필요하다. 성장기에는 눈도 함께 성장하며 변화하므로 신중한 관리가 뒤따라야 한다 (개인에 따라 적용하는 정도가 다를 수 있으므로, 잘 맞지 않을 때는 중단하거나 교정 방법을 바꾸어야 한다).

● 우리나라에서는 라식 소비자 단체인 'EYEFREE'가 운영하는 '세이프 라식' 사이트에서 라식 수술을 하는 병원에 관한 정보를 확인할 수 있다(http://www.safelasik4.co.kr). 또 '대한안과의사회'에서 운영하는 사이트에서도 관련 정보를 확인할 수 있다(http://www.eyedoctor.or.kr/main.asp). _옮긴이

"아이가 눈이 나쁜 것 같아요"

"선생님, 저희 애가 아무래도 눈이 나쁜 것 같아요."

근시 아동과 함께 병원을 찾는 부모들이 으레 하는 말이다. 실제로 아이를 검사해보면 시력이 이미 0.1 이하로 떨어진 상태다. 그 정도 시력이면 눈이 나쁜 정도가 아니라 거의 보이지 않는 수준이다.

제일 딱한 건 아이 자신이다. 아이들은 눈이 잘 보이지 않아도 원래 그런 법이라고 담담하게 받아들인다. 그 정도 시력으로 학교에 가면 칠판 글씨가 보일 턱이 없다. 공부에 집중하기는커녕 수업을 따라가기도 벅찰 것이다. 평소 아이를 세심하게 관찰하다 눈이 나쁜 것 같은 느낌이 든다면, 하루라도 빨리 전문의와 상담하고 필요하다면 안경을 처방받아야 한다.

만약 아이가 안경을 써야 한다면, 수업 시간에는 반드시 안경을 끼겠다는 다짐을 받아야 한다. 아이의 상태와 상황에 따라 다르겠지만 가까운 곳을 보는 데 큰 문제가 없다면 집에서 공부할 때는 굳이 안경을 낄 필요가 없다. 집에서 공부할 때까지 안경을 끼면 도리어 근시가 진행될 수 있다.

기본적으로 필요하지 않을 때는 안경을 벗는 습관을 들이는 게 좋다. 다양한 상황에 따라 안경을 끼고 벗는 식으로 안경 끼는 습관을 조절해주어야 한다. 예를 들어 체육 시간이나 수영 수업에서는 어떻게 해야 할까? 안과 전문의와 상담해 아이가 어릴 때는 상황에 따라 안경을 써야 할지 말아야 할지 정하고 전문가의 지시에 따라야 한다.

아이에게 안경을 맞춰주는 게 능사가 아니다. 안경을 맞춰주었다고 해서 모든 문제가 해결되지는 않는다. 방심하지 말고 근시가 더는 진행되지 않도록 세심하게 신경 써야 한다.

스마트폰 사용이 좌우하는 내 아이의 수면 시간

    최근 스마트폰이 수면 부족을 낳는다는 뉴스가 심심찮게 들려온다.

    2014년 일본 문부과학성이 총 2만 3,000명을 대상으로 조사를 했다. 조사에 따르면 휴대전화와 스마트폰으로 이메일과 인터넷을 하지 않는 중학생의 85퍼센트가 자정 전에 잠자리에 들었다. 반면 휴대전화와 스마트폰으로 이메일과 인터넷을 하루 네 시간 이상 보는 학생의 경우 자정 전에 잠드는 비율은 절반 이하인 47퍼센트에 머물렀다.

또 휴대전화와 스마트폰을 하루 서너 시간 이용하는 학생의 경우 자정 전에 잠드는 비율은 64퍼센트, 휴대전화와 스마트폰을 하루 한두 시간 이용하는 학생의 경우 자정 전에 잠드는 비율은 78퍼센트로 뚜렷한 차이를 보였다.

즉 휴대전화와 스마트폰 사용 시간이 길면 길수록 잠자리에 드는 시간이 늦어지고, 잠자는 시간도 줄어들었다. 수면 시간이 줄어들면 성적이 떨어지고, 성장호르몬 분비가 감소한다. 한창 자라야 할 나이에 성장호르몬이 제대로 분비되지 않으면 두뇌 발달에 문제가 생길 수 있다. 또 늦은 밤에 스마트폰 등의 전자기기 화면이 내뿜는 블루라이트에 노출되면 수면의 질이 떨어진다.●

● 2016년 5월, 미래창조과학부와 한국정보화진흥원이 만 3세부터 만 59세 스마트폰 및 인터넷 이용자를 대상으로 '2015년 인터넷 중독 실태조사'를 실시했다. 조사 결과 최근 중독과 의존이 인터넷에서 스마트폰으로 옮겨가는 추세로 일상생활에 심각한 지장을 줄 정도로 중독 증상을 보이는 고위험군 청소년은 전체의 2.7퍼센트로 성인의 약 두 배 이상이었다고 한다. 자세한 조사 결과는 미래창조과학부 홈페이지에서 확인할 수 있다(http://www.msip.go.kr/web/msipContents/contentsView.do?cateId=mssw311&artId=1297619). _옮긴이

고작 스마트폰이라고 만만히 볼 게 아니다. 스마트폰에 빠지면 눈 건강에 문제가 생길 뿐 아니라, 갖가지 문제가 꼬리에 꼬리를 물고 나타난다.

아이들은 주로 침대에 누워 뒹굴며 코에 닿도록 가까운 거리에서 스마트폰을 만지작거린다. 의자에 앉은 바른 자세로 스마트폰을 사용하는 아이는 거의 찾아볼 수 없다. 가까운 거리에서 장시간 스마트폰 화면을 들여다보면, 스마트폰 노안이 진행되거나 근시가 악화될 수도 있다. 또한 좋지 않은 자세 때문에 성장에 문제가 생길 수도 있다.

일본 문부과학성의 '학교 보건 통계조사(2014년)'에서는 중학생의 맨눈시력이 1.0 이상 되는 비율이 47퍼센트로, 절반 이하에 불과했다. 밤이 되면 스마트폰 전원을 꺼야 한다. 부모가 앞장서서 본보기를 보여야 한다. 자녀의 스마트폰 사용 시간은 아이와 대화하면서 해결하는 게 좋다. 아이에게 스마트폰을 사주기 전부터 대화를 나누고 함께 결정해야 한다.

기본적으로 자녀의 스마트폰 사용은 부모가 항상 신경

써야 하고, 아이가 스마트폰에 지나치게 집착하는 경우 부
모와 자녀 관계에 문제가 있을 가능성도 크다.●

●
사단법인 대한안경사협회가 '2015년 전국 안경 및 콘택트렌즈 사용률'을 한
국 갤럽에 의뢰해 조사한 결과, 만 19세 이상 성인 남녀의 절반이 넘는 55.5퍼센
트가 안경 및 콘택트렌즈를 사용한다고 응답했다. 초중고생의 경우 46.5퍼센트
가 안경이나 콘택트렌즈를 착용했다. 안경만 사용하는 학생은 41.9퍼센트, 콘택
트렌즈만 사용하는 학생은 0.6퍼센트, 그리고 안경과 콘택트렌즈 모두 사용하는
학생은 4.5퍼센트로 나타나 안경 사용률(콘택트렌즈 겸용 포함)은 46.5퍼센트이고,
콘택트렌즈 사용률(안경 겸용 포함)은 5.1퍼센트인 것으로 조사됐다.
안경 사용률(콘택트렌즈 겸용 포함)은 남학생이 여학생보다 더 많이 착용하는 것으
로 나타났으며, 여학생의 경우 고등학생층에서 콘택트렌즈 착용자가 급격히 증
가했다. 자세한 사항은 '한국안경신문' 홈페이지 관련 기사에서 확인할 수 있다
(http://www.opticnews.co.kr/). _옮긴이

차라리 태블릿 PC가 낫다

아이가 스마트폰을 사달라고 조를 때는 스마트폰 대신 차라리 태블릿 PC(다기능 휴대 단말기)를 사주는 게 나을 수도 있다. 물론 스마트폰이 크기가 더 작고 가벼워 언제 어디서나 즐길 수 있기 때문에 대개 아이들은 스마트폰을 사달라고 한다. 하지만 스마트폰보다 태블릿 PC 화면이 크기 때문에 태블릿 PC를 사주는 게 낫다. 화면이 커질수록 우리 눈이 편안해지기 때문이다.

또 눈과 화면의 적정 거리만 유지하면 태블릿 PC가 스마트폰보다 더 안전하다. 태블릿 PC는 스마트폰과 비교하면, 스마트폰 노안 같은 조절 기능 이상을 일으킬 가능성이 작다.

요즘 태블릿 PC는 각 브랜드에서 다양한 크기와 성능의 제품이 출시되고 있어 선택의 폭도 매우 넓다. 태블릿 PC의 대명사로 여겨지는 애플의 '아이패드iPad'의 경우 대형 화면과 화면 크기가 더 작은 '아이패드 미니iPad mini' 두 종류의 제품이 있다.

눈을 위해서는 화면 크기가 큰 아이패드가 좋다. 화면이 큼직해서 앨범처럼 사진을 볼 수 있고, 아이와 함께 온 가족이 화면을 볼 수도 있다. 아이패드가 무겁다면, 스마트폰 화면보다는 큰 아이패드 미니도 괜찮다.

만약 어느 날부터 아이가 스마트폰을 사달라고 조른다면 스마트폰 대신 태블릿 PC라는 대안을 제시하고 아이와 함께 대화를 나눠보자.

전자기기, 밤에는 그만

최근 아이들의 학습에 태블릿 PC를 적극적으로 활용하고 있다. 인터넷을 이용한 동영상 강의 등은 생활의 일부가 된 지 오래다. 갈수록 인터넷과 휴대용 기기가 우리 일상에 얼마나 깊숙이 침투했는지 실감하게 된다.

종이 교과서와 공책으로 공부한 기성세대와 디지털 기기로 학습한 요즘 세대 아이들은 글자를 대하는 감각이 딴판이다. 물론 디지털 기기가 학습 도구가 된 요즘 세태를 부정할 생각은 없다. 시간이 지나면 공부하는 방법도 도구도 바뀌게 마련이다. 이제 태블릿 PC를 이용해 좀더 효율적으로 학습할 수 있는 방법에 대해 생각해보아야 한다.

태블릿 PC는 브랜드나 기종에 상관없이 화면에서 블루라이트를 내뿜는다. 따라서 해가 진 이후에 사용하면 수면 리듬이 흐트러질 수 있다. 태블릿 PC는 아침이나 낮에 사용하는 게 좋다.

저녁에는 인터넷 강의보다 책을 보면서 하는 공부가 낫다. 아이가 동영상 강의를 듣는다면 블루라이트를 고려해서 하루 학습 계획을 세워야 한다.

안경이나 스마트폰처럼 태블릿 PC도 일단 사주고 본다는 안이한 생각은 버리자. 블루라이트에 대해서도 잘 설명해주면서 왜 해가 진 이후에 PC 사용을 자제해야 하는지 아이에게 타이르고 올바른 사용법을 알려줘야 한다.

아이와 대화하며 문명의 이기를 현명하게 활용하는 방법을 가르치는 것도 아이에게 좋은 공부가 될 수 있다.

5

안경과 콘택트렌즈,
제대로 사용하라

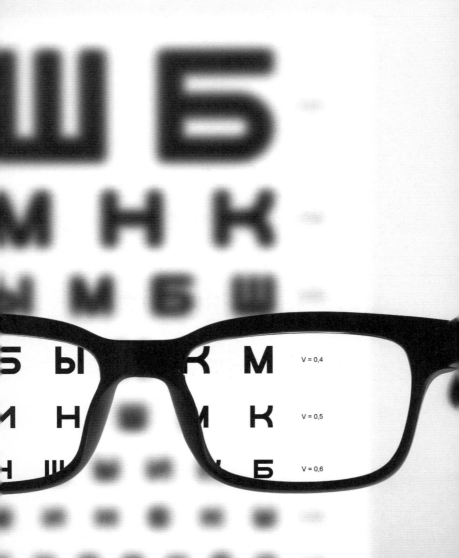

시력검사의 기본 원칙

나는 병원에 안경이나 콘택트렌즈를 착용한 환자가 오면, 환자에게 어디서 시력검사를 받았는지 꼭 물어본다. 그러면 환자 대부분이 당연히 안경원에서 검사를 받았다고 말한다. 그러면 환자에게 안경원에 가기 전에 안과의사에게 검사를 받은 적이 있는지 물어보는데, 대부분은 병원에 간 적이 없다고 대답한다.

안과에서 시력검사를 받지 않으면 내 눈에 꼭 맞는 맞춤 안경이나 콘택트렌즈를 찾을 수 없다.

"안경이나 콘택트렌즈를 맞추는데 꼭 안과에 가야 하나

요? 안경원에서도 정밀 기계로 여러 검사를 해주던데, 안경원에서는 눈에 맞는 도수의 안경을 맞출 수 없다는 말씀인가요?"

안과에 가서 시력검사를 받으라고 조언하면 환자들 대부분이 굳이 그럴 필요가 있겠냐고 되묻는다.

물론 안경원 중에는 전문 검안사가 일하는 곳도 있다. 제대로 된 경력을 갖춘 검안사는 어설픈 안과의사보다 낫다고 말하는 사람도 있다. 물론 최신 장비로 정확하게 시력을 검사할 수 있는 검안사를 고용해 고객에게 맞는 안경을 제작해주는 안경원도 있다. 하지만 시력에 맞지 않는 부정확한 도수의 안경 탓에 눈에 이상이 생긴 환자들을 너무나 자주 보게 된다.

대부분 안경원에서 안경을 맞출 때는 간단한 시력검사만한다. 안경원에서는 안경을 맞춘 고객이 안경을 쓰고도 잘 보이지 않는다고 항의하는 상황을 가장 두려워한다.

그래서 대부분의 안경원에서는 고객이 "안경을 껴도 잘 보이지 않는다"고 항의할 수 없도록 간단하게 안경 도수를 올릴 수 있다. 그런데 안경 도수를 지나치게 높이면 가까운 곳을 볼 때 우리 눈은 큰 부담을 느낀다. 기껏 돈을 들여 안경을 맞추어도 렌즈 도수가 맞지 않으면, 눈에 부담을 주어 눈이 피로해지고 오히려 근시가 진행될 수 있다.

반면 안과에서는 안과 전문의가 환자의 눈 상태를 종합적으로 검사해서 도수를 판단한다. 도수를 지나치게 높이면 눈에 주는 부담도 그만큼 커지기 때문에 병원에서는 오히려 도수를 낮추라고 권유한다. 그러다 보니 안과에서 받은 처방전으로 안경을 맞추면 먼 곳이 잘 보이지 않는다고 불평하는 환자도 있다. 불만을 제기하는 환자에게는 시간을 들여 찬찬히 설명한다.

"환자분 눈에는 이 도수의 렌즈가 딱 맞습니다."

지나치게 도수를 높이면 왜 눈이 피로해지는지 차근차근 설명하면 환자들은 대부분 이해하고 고개를 끄덕인다.

안경원에서는 안과처럼 전문적인 종합 검사를 할 수 없다. 그래서 안경이나 콘택트렌즈를 살 때는 먼저 안과에 가서 시력검사를 해서 종합적으로 시력을 판단하고 나서 안경 처방 등을 받는 것이 좋다.

전국의 모든 안경원에 안과 전문의를 배치하는 것은 현실적으로 불가능하다. 사실 예전부터 관습적으로 안경원에서 시력검사를 해오다 보니 대부분 자연스럽게 안경원에 가서 시력검사를 하고 안경을 맞춘다.

그러나 미국의 경우, 시력을 검사하는 검안사는 학부를 졸업하고 추가로 4년 동안 전문 교육을 받고, 검안 관련 학위를 받은 사람으로 한정하고 있다(우리나라에서는 1987년 '안경사 제도'를 도입해 안경원에서 시력검사 업무 범위를 정하고 국가 면허 제도를 도입했다_옮긴이).

안경을 낀 상태의 교정시력은 일상생활에서라면 1.0 정도가 적당하다. 안경 도수를 낮추어야 눈의 피로를 줄일 수 있다고 이야기하면 대부분 의외라는 반응을 보이는데, 그 사람의 눈 상태와 생활 방식, 업무 형태에 맞추어 적절하게 안경의 도수를 낮추면 눈의 피로를 줄일 수 있다.

안경이나 콘택트렌즈를 사기 전에 반드시 안과를 찾아 전문의에게 처방전을 받아야 한다. 여유가 있다면 상황에 따라 다른 안경을 여러 개 준비해놓고 착용하는 게 좋다. 사실 여벌 안경은 귀찮다고 생각할 수도 있지만, 안과에서는 상식이나 다름없다. 책상에 앉아 일하는 시간이 많은 평일과 외출하는 시간이 많은 주말에는 시야가 완전히 달라질 수밖에 없기 때문이다.

병원에서는 환자들에게 평일에는 0.8 수준으로 도수를 약간 낮춘 안경, 야외 활동을 즐기는 주말에는 1.2~1.5로 도수를 높인 안경을 착용하라고 권장한다. 서로 다른 도수의 안경을 주기적으로 번갈아 착용하면 눈의 피로를 훨씬 덜 수 있다.

컴퓨터를 사용할 때는 도수를 낮춘 안경을 쓰고, 휴일에는 도수를 높인 안경이나 콘택트렌즈를 쓰는 식으로 용도를 나누어 사용해보자.

시력을 교정할 때, 안경 도수 말고도 안경이나 콘택트렌즈 자체의 품질도 잘 확인해야 한다. 안경과 콘택트렌즈는 소중한 눈을 지켜주는, 투자를 아끼지 말아야 할 도구라는 것을 잊지 말자.

콘택트렌즈 착용 시간 지키기

콘택트렌즈는 안경 다음으로 많은 사람이 찾는 시력 교정 도구다. 올바른 콘택트렌즈 착용법에 대해 살펴보자.

콘택트렌즈를 살 때도 안과에서 검사를 받고 처방전을 받아야 하고, 처방전을 받은 다음에는 콘택트렌즈를 전문적으로 취급하는 안경원을 방문해 처방전에 맞는 종류의 제품을 추천받아 자신에게 딱 맞는 콘택트렌즈를 선택해야 한다.

최근에는 산소 투과성이 좋은 '실리콘 하이드로겔'이라는 신소재를 이용한 제품이 인기다(산소 투과성이 좋은 대신 기존 렌즈보다 딱딱해 불편해하는 사람도 있다). 가능하면 안경원에서 견본 상품을 받아 시험 삼아 착용해보고 자신에게 맞는 제품을 선택해야 한다.

콘택트렌즈를 선택했다면 이제 적당한 사용 시간을 알아둬야 한다. 콘택트렌즈는 아주 편리한 시력 교정 도구다. 그러나 착용 시간이 길어질수록 눈에 부담을 준다. 이상적인 콘택트렌즈 착용 시간은 길어야 12~14시간인 반나절 정도다. 사람에 따라서 생각보다 짧게 느껴질 수도 있고, 길게 느껴질 수도 있다.

최근에는 온종일 콘택트렌즈를 낀 채 지내는 사람도 있는데, 이들은 대개 '원데이 콘택트렌즈'라고 부르는 일회용 제품을 즐겨 사용한다. 원데이 타입 콘택트렌즈는 매일 새 렌즈로 교체할 수 있고 위생적이라서 안심할 수 있다.

그러나 아무리 최신 기술이 적용된 일회용 콘택트렌즈라고 해도 착용 시간이 길면 신경을 써야 할 부분이 많다. 물론 고도근시라서 콘택트렌즈 이외에 시력을 교정할 방법이 없는 특수한 사정이 있을 수 있다. 그런 경우를 제외

하고 콘택트렌즈를 사용한다면 되도록 착용 시간을 줄여야 한다. 안과에서는 콘택트렌즈와 안경을 번갈아 사용하는 방법을 추천한다.

콘택트렌즈가 막 보편화되기 시작했을 무렵에는 권장 착용 시간이 길어야 여덟 시간이었다. 그 시절에 비하면 콘택트렌즈의 품질이 눈부시게 향상되었지만, 콘택트렌즈를 사용하는 소비자는 더 까다로워져야 한다.

콘택트렌즈를 오래 끼고 있으면 눈 표면이 건조해지고, 눈이 따끔따끔하거나 시리고 핏발이 서기도 한다. 눈이 몹시 피로해지는 것이다. 그런데 놀랍게도 사람들은 이러한 불편을 기꺼이 감수한다.

하지만 콘택트렌즈를 낀 상태에서 우리 눈이 느끼는 스트레스는 상상 이상이다. 실제로 한 콘택트렌즈 전문 기업에서 시행한 조사 결과를 보면, 눈이 피로하면 주위 사람들에게 피곤해 보인다거나 아파 보인다는 말을 자주 듣게 된다고 한다.

반드시 콘택트렌즈만 고집하지는 말자. 특히 꽃가루가

꽃가루가 날리는 계절의 콘택트렌즈 착용법

❶ 덜 오염되는 원데이 타입 콘택트렌즈를 사용한다.
❷ 안과에서 가려움을 줄여주는 안약을 처방받는다.
❸ 꽃가루가 심하게 날릴 때는 되도록 콘택트렌즈 착용을 자제한다.

날리는 계절에는 평소보다 더 조심해야 한다. 콘택트렌즈와 꽃가루가 반응해 단백질이 형성되기 쉽기 때문이다. 콘택트렌즈에 단백질이 끼면 렌즈가 오염되어 눈에 알레르기나 염증 반응이 일어날 수 있다. 증상이 심해지면 콘택트렌즈를 아예 착용하지 못할 수도 있다. 눈에 이물감이 들거나 뻑뻑한 느낌이 든다면 바로 콘택트렌즈를 빼고 안과 전문의에게 진료를 받아야 한다.

요즘에는 수술로 콘택트렌즈에서 해방될 수도 있다. 콘택트렌즈가 맞지 않는다거나 콘택트렌즈를 착용하면서 계속 문제가 발생하는 사람은 라식 수술 등의 시력 회복 수술을 고려해볼 수도 있다. 수술을 받으면 콘택트렌즈 없이 맨

눈으로 생활할 수 있다.

나는 삼십 대 중반에 라식 수술을 받은 뒤 눈의 피로가 많이 줄어들었다. 수술 도입 초기에는 가격 경쟁이 심했고, 위생 관리나 치료의 기본이 되지 않은 병원들이 문제가 되기도 했다. 수술에 심리적 거부감이 있다면 믿을 수 있는 안전한 병원을 찾아 상담을 받아보자. 라식 수술을 받을 때는 눈과 각막에 질병이 없어야 한다.

콘택트렌즈 장시간 착용이
각막세포를 죽인다

　스마트폰 노안은 치료할 수 있다. 그런데 안과 질환 중에는 치료가 힘들거나 불가능한 질병도 있다. 특히 콘택트렌즈를 착용하는 사람들이 치료하기 까다로운 눈 질환에 잘 걸린다.

　우리 눈의 각막 안쪽은 '각막 내피세포'라는 세포가 감싸고 있다. 각막 내피세포는 검은 동자의 호흡과 대사를 담당하며 각막을 투명하게 유지하는 기능을 하는데, 한번 줄어들면 재생되지 않는다. 이 각막 내피세포가 줄어들면 각막이 투명하게 유지되지 않아 혼탁해지고 통증이 생긴다. 증상이 심해지면 결국 각막 이식을 해야만 한다.

각막 내피세포 수는 검사를 받으면 확인할 수 있다. 다만 콘택트렌즈 전문 병원에서는 검사할 수 없는 경우도 있으니, 병원 방문 전 검사가 가능한지 확인해야 한다.

각막 내피세포는 보통 1㎟당 2,700~3,000개가 존재한다. 그런데 환자 중에는 각막 내피세포 수가 1㎟당 2,000개 이하로 감소한 사람도 드물지 않다. 각막 내피세포가 심각하게 줄어든 경우에는 백내장 등의 합병증이 생겨 수술을 받아야 할 수도 있다.

각막 내피세포를 줄어들게 만드는 한 요인이 콘택트렌즈다. 장시간 콘택트렌즈를 착용하면 각막 내피세포에 나쁜 영향을 미칠 수 있다. 소중한 각막 내피세포를 지키려면 콘택트렌즈 착용 시간을 되도록 줄이고, 안경을 쓰는 게 좋다.

원데이 타입 콘택트렌즈를 며칠씩 사용하거나 콘택트렌즈를 낀 채 자는 습관은 반드시 고쳐야 한다. 잘못된 습관이 눈 표면에 돌이킬 수 없는 손상을 줄 수 있다. 또 콘택트 렌즈를 사용하는 사람은 이상이 없어도 병원 진료를 소홀히 하지 말고, 적어도 3~6개월에 한 번은 정기검진을 받아야 한다.

요즘에는 인터넷 쇼핑으로 콘택트렌즈를 손쉽게 살 수 있어 콘택트렌즈로 인한 각종 부작용이 늘어나고 있으니 더욱 조심해야 한다.*

---

* 우리나라에서도 과거 인터넷으로 콘택트렌즈를 판매해 청소년의 무분별한 콘택트렌즈 착용으로 여러 문제가 생기자, 2016년 5월 법령을 개정해 현재 시행을 앞두고 있다. 그동안은 안경 및 콘택트렌즈의 국내 전자상거래 및 통신판매만을 금지하는 수준이었으나, 개정된 법은 구매 대행 방식으로 직구 제품을 유통하는 것을 불법으로 명시하고 있다. 다만 구매 대행업체를 거치지 않고 개인이 직접 해외 인터넷 쇼핑몰에서 사는 것은 예외로 규정하고 있다. 또 2012년 이후 시력 교정용 안경, 선글라스, 콘택트렌즈 모두 인터넷 및 전화 판매가 금지되고 있다. 오프라인 매장 운영 자격이 있는 전문 안경사라도 인터넷으로는 관련 제품을 판매할 수 없다. _옮긴이

컬러 콘택트렌즈의 부작용

스마트폰 노안과 함께 요즘 부쩍 유행하는 안과 질환이 있다. 눈을 크고 예쁘게 만들어준다는 컬러 콘택트렌즈로 인한 부작용이다.

예전에 찾아온 여자 환자 D씨는 컬러 콘택트렌즈 없이는 집 밖에 한 발짝도 나갈 수 없다고 털어놓기도 했다.

나는 그녀에게 컬러 콘택트렌즈를 꼭 껴야 하는 무슨 특별한 이유라도 있냐고 물었다. 그녀는 자신의 시력은 좋다고 했다. 단지 '서클렌즈'라고 부르는 컬러 콘택트렌즈가 연출하는 초롱초롱하고 또렷한 눈매에 익숙해져서 평소 도수가 없는 미용 컬러 콘택트렌즈를 애용한다고 말했다. 그녀는 "컬러 콘택트렌즈를 끼지 않은 흐릿한 모습의 눈은 남들에게 절대 보여주고 싶지 않다"고 했다.

내가 보기에는 습관이 된 것뿐이지 그녀가 컬러 콘택트렌즈를 착용해서 인상이 크게 달라졌다는 생각이 들지는 않았다. 컬러 콘택트렌즈는 중독되기 쉽다. 나는 D씨에게 컬러 콘택트렌즈를 남용하지 말고, 컬러 콘택트렌즈에 집착하지 않도록 당부했다.

요즘에는 저가의 컬러 콘택트렌즈를 손쉽게 살 수 있다 보니 저렴하고 품질이 확실하지 않은 컬러 콘택트렌즈를 착용하기도 한다. 되도록 이런 제품은 사용하지 않도록 주의해야 한다.

일본에서는 도수가 없는 컬러 콘택트렌즈는 의료기기가 아닌 잡화로 취급된다. 그래서 콘택트렌즈를 끼고 싶은 사람은 검사를 받지 않고도 어디서나 손쉽게 살 수 있다.•

시중에 유통되는 저가의 컬러 콘택트렌즈는 품질이 좋지 않다. 실제로 저렴한 컬러 콘택트렌즈를 사용하다 눈에 이상이 생겨 통증을 호소하며 병원을 찾는 환자도 많다. 쉽게 접할 수 있고 편리하게 착용할 수 있어 익숙해진 것이다.

저가의 컬러 콘택트렌즈 대다수는 여러 겹의 필름을 접착제로 붙여놓은 형태로 만들어져 있다. 콘택트렌즈용 세척액으로 씻으면 염료가 녹아 나오거나 여러 겹으로 붙여놓은 필름이 벗겨지는 제품도 있다.

이렇게 조잡한 품질의 컬러 콘택트렌즈가 눈에 직접 닿으면 어떻게 될까? 눈에 벌겋게 핏발이 서는 건 기본이고 머지않아 안구건조증으로 발전할 수 있다. 심한 경우 각막이 손상될 수도 있고, 상처에 세균이나 기생충이 들어가면 실명에 이르기도 한다.

● 실제로 우리나라에서도 예전에 미용 목적의 콘택트렌즈를 안경원이나 안과가 아닌 백화점 팝업 스토어에서 판매한 적이 있다. 또 일부 화장품 매장에서는 미용 목적의 컬러 콘택트렌즈와 잘 어울리는 눈 화장을 추천하기도 한다. 그러나 우리나라에서 콘택트렌즈는 도수가 없더라도 엄연히 '의료기기' 범주에 속한다. _옮긴이

각막에 염증이 생기면 앞서 설명한 각막 내피세포가 감소한다(171p). 각막 내피세포가 정상 수준보다 지나치게 줄어들면, 각막 이식을 받아야 할 정도로 심각한 상태에 이를 수 있다. 각막 이식 수술을 고려해야 할 단계가 되면 더는 미용을 위한 예쁜 눈동자를 운운할 때가 아니다.

도수가 있든 없든 컬러 콘택트렌즈를 착용하고 싶다면 안과 전문의와 상담하고 믿을 수 있는 제품을 사서 올바른 방법으로 사용해야 한다.

편광 선글라스의 위력

　나는 병원을 찾는 환자들에게 지친 눈을 위해 '편광偏光 렌즈' 선글라스를 쓰라고 조언한다. 편광 렌즈 선글라스는 스마트폰 노안을 예방하고 눈을 보호할 수 있다.

　편광 렌즈란 이름 그대로 비스듬하게 들어오는 빛을 차단해주는 렌즈를 말한다. 도로나 수면, 눈 위의 반사광, 도심 건물과 유리에서 생기는 반사광을 모두 차단해 시야를 맑고 깨끗하게 유지해준다.

　땡볕이 내리쬐는 한여름에 이글거리는 아스팔트 거리를 걷고 있다고 상상해보자. 도로에 반사되는 햇빛에 눈이 부셔 나도 모르게 눈을 찡그린다. 그런데 짧은 거리를 이동할 때라도 편광 렌즈 선글라스를 착용하고 외출해보자. 눈이 훨씬 덜 피로하다.

편광 렌즈 선글라스는 자동차 운전이나 야외 스포츠, 레저 활동을 즐길 때 위력을 발휘한다. 취미로 운전이나 낚시, 골프, 스키 등을 즐기는 사람은 편광 렌즈 선글라스의 위력을 익히 경험했을 것이다.

편광 렌즈 선글라스는 운전할 때나 휴가철을 위해 하나쯤 장만해두면 편리하다. 요즘에는 자외선 차단을 위해 선글라스를 착용하는 사람도 늘고 있다. 편광 렌즈 선글라스는 자외선뿐 아니라, 렌즈에 도수를 넣어서도 쓸 수 있다.

스마트폰을 일상적으로 사용하는 시대에 소중한 눈을 위해 할 수 있는 일이라면 선글라스에 투자하는 정도의 노력은 아끼지 말자. 편광 렌즈는 생각보다 큰 힘을 발휘할 것이다.

편광 렌즈 선글라스와 일반 선글라스를 비교하면, 일반 선글라스는 단순히 눈부심을 줄여주는 정도의 기능밖에

하지 못한다. 일반 선글라스는 눈으로 들어오는 빛의 양만 줄여준다. 반면 편광 렌즈는 렌즈와 렌즈 사이에 특수 필름이 들어있어 눈에 부담을 주는 자외선과 반사광을 적절하게 걸러내 눈에 편안한 빛을 제공한다.

바닷가나 야외에서 편광 렌즈 선글라스를 끼어보면 둘의 차이를 확실히 알 수 있다. 편광 렌즈를 통해 바라보면 주변 경치가 달라 보인다. 눈을 따갑게 하는 강렬한 햇살과 바다 위에 반사되는 눈부신 빛이 한결 부드럽게 보일 것이다. 게다가 파도나 수면 높이, 모래사장의 굴곡까지 선명하게 눈에 들어온다. 편광 렌즈 선글라스를 끼면 야외에서도 시야가 환하게 트인다. 물놀이를 즐길 때는 편광 렌즈가 생명을 구해주는 구명줄 역할을 하는 때도 있다.

운전자에게 편광 선글라스는 필수품이다. 도로 반사광, 앞 유리로 들어오는 빛, 반대편 차량에서 내뿜는 조명과 반사광 등을 효과적으로 차단해 편안한 시야를 제공해주기 때문이다. 나도 운전할 할 때 편광 렌즈에 의지한다. 지금은 편광 렌즈 없는 생활은 상상도 할 수 없다.

그런데 편광 렌즈를 낀 상태에서 스마트폰 화면을 보면 어두침침해서 잘 보이지 않는다. 스마트폰처럼 밝은 빛을 내뿜는 액정 화면은 편광 렌즈를 낀 상태에서는 잘 보이지 않는다. 이처럼 편광 렌즈는, 스마트폰 노안의 위험에 노출된 사람을 스마트폰에서 멀리 떼어놓는 효과도 기대할 수 있다. 편광 렌즈가 주는 또 하나의 선물인 셈이다.

상황에 따라 다른 안경을 끼어보자. 상황과 목적에 따라 다른 안경으로 바꿔 쓸 수 있으면, 스마트폰 노안뿐 아니라 다양한 안과 질환을 예방하고 개선할 수 있다.

일 년에 한 번 정기검진 받기

    지금까지 안경 및 콘택트렌즈의 올바른 사용법에 대해 자세히 살펴보았다. 안경과 콘택트렌즈는 눈을 보조하는 단순한 도구가 아니라, 의료기기라는 것을 잊지 말아야 한다.

    스마트폰과 우리 생활의 관계도 마찬가지지만 의료기기는 양날의 검이다. 올바르게 사용해야 효과적으로 도움을 받을 수 있다.

    눈을 위해서는 일 년에 한 번은 안경과 콘택트렌즈를 가지고 안과를 방문해 정기검진을 받아야 한다. 제품을 산 곳이 아니라, 자신이 안경이나 콘택트렌즈를 처음 맞출 때 처방전을 받은 안과를 가는 게 좋다.

때에 따라서는 검진 후에 도수 조정이 필요할 수도 있다. 도수 조정이 필요하다는 진단을 받으면, 다시 처방전을 받아 안경원에서 렌즈를 교체하거나 새로 맞추어야 한다.

안경이나 콘택트렌즈를 착용하는 사람은 정기검진이 특히 더 중요하다. 정기검진 덕분에 운 좋게 눈에 생긴 이상을 미리 발견할 수도 있다. 안경이나 콘택트렌즈를 사용하는 사람은 귀찮아하지 말고, 일 년에 한 번은 반드시 안과 정기검진을 받도록 하자.

고혈압이나 당뇨병 등 지병이 있는 사람이나 안과 질환 관련 가족력이 있는 사람은 검진을 빠뜨리지 말아야 한다. 병원에 따라 받을 수 있는 검사의 종류가 조금씩 다르므로 믿을 수 있는 안과 전문의에게 찾아가자.

정기검진 이야기를 하면 환자들은 어떤 병원을 가야 할지 모르겠다며, 안과를 고르는 특별한 기준이 있는지 고개를 갸웃거리며 묻는다.

안과의사의 치료 방침, 전문 분야, 경험과 기술, 설비의

청결도와 최신 기기 보유 여부 등 안과를 고르는 기준은 다양하다. 만약 이미 병명을 알고 수술까지 고려하는 상태에서 솜씨 좋은 의사를 찾고 있다면, 기술을 우선순위에 두고 수술을 잘하는 의사가 있는 병원을 찾을 수도 있다.

그러나 단순한 검진이 목적이라면 환자 이야기를 잘 들어주는 의사가 좋다. 그런 의사가 올바른 진단을 내릴 확률도 높기 때문이다. 대개 병원을 찾는 환자들은 '눈이 잘 안보인다'고 뭉뚱그려 증상을 설명하지만, 눈이 잘 안 보이는 원인은 헤아릴 수 없이 다양하다.

근시와 난시 등의 굴절 이상, 노안 등의 조절 이상, 백내장 등의 투광체 이상, 망막 문제로 인한 안저 이상 등 연령과 체질에 따라 원인이 달라진다. 또 직업과 취미, 생활습관, 생활환경 등도 고려해야 한다. 나아가 그 사람의 삶의 목표와 가치관까지 알아야 하는 경우도 있다. 워낙 복합적인 요인이 상호작용하기 때문에 진료 과정에서 이루어지는 의사와 환자의 소통이 무엇보다 중요하다.

또한, 평소보다 눈이 조금 피로하게 느껴지는 등 사소해

보이는 증상이 있을 때도 안과를 찾는 게 좋다. 의사도 환자를 위해 병원 문턱을 낮추어야 한다. 별것 아니게 보이는 눈의 피로가 심각한 질병의 신호인 경우도 드물지 않기 때문이다(6장에서 다양한 안과 질환에 대해 살펴볼 수 있다).

눈 상태가 좋지 않을 때 민간요법으로 치료하려는 사람도 적지 않다. 따뜻한 찜질을 하거나 임의로 안약을 넣기도 하고, 눈이 시원해지도록 눈을 씻기도 한다. 앞에서 얘기했지만 안약이나 물로 눈을 씻어내는 행위는 절대 금물이다.

물론 스스로 관리하는 것이 중요하다. 이 책에서도 도움이 되는 몇 가지 방법을 소개했다. 하지만 스마트폰 노안뿐 아니라 안과 질환이 있을 때 민간요법으로 치료하는 데에는 한계가 있다. 때에 따라서는 오히려 증상을 악화시킬 수도 있다.

눈에 문제가 있을 때는 적절한 치료 시기를 놓치기 전에 서둘러 안과 진료를 받아야 한다. 겁내지 말고 병원을 찾는 것이 소중한 눈을 살리고 위하는 길이다.

눈 질환의
신호를 읽어라

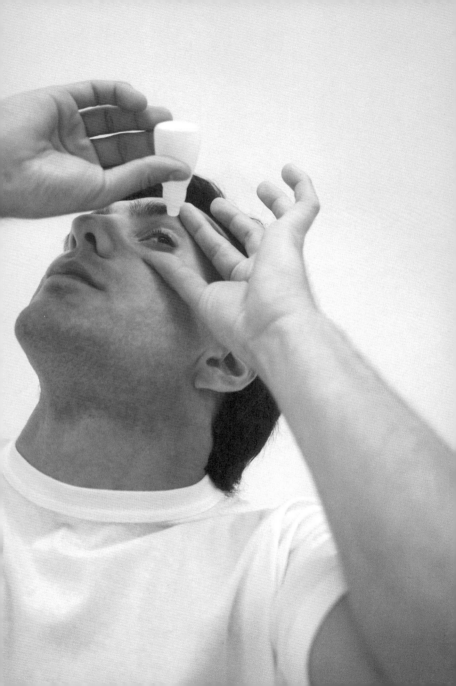

안구건조증과 자가 진단

　이번 장에서는 눈에 생길 수 있는 다양한 질환에 대해 알아보자.

　심각한 질병의 경우 초기에 발견해야 치료 시기를 놓치지 않고 완치할 수 있다. 가장 쉽게 알 수 있는 증상이 눈의 피로, 충혈, 시야 및 시각 이상이다. 눈에 이상이 느껴지면 망설이지 말고 의사에게 찾아가야 한다.

　제일 먼저 안구건조증에 대해 살펴보자. 2장에서도 설명했지만(69페이지), 안구건조증은 스마트폰 노안과는 떼려야 뗄 수 없는 관계에 있다. 안구건조증은 자각 증상이 없어서 진단을 받게 되면 이미 상당히 진행된 경우가 많다.

안구건조증이 아닌지 스스로 확인해볼 수 있는 간단한 검사 방법이 있다. 10초 동안 눈을 깜빡이지 않고 눈을 부릅뜨고 있어 보자. 만약 10초 동안 눈을 뜬 채로 버티지 못한다면 안구건조증을 의심해볼 수 있다.

안구건조증 테스트를 할 때 안경은 그냥 쓰고 있어도 되지만 콘택트렌즈 착용자는 렌즈를 빼야 한다. 콘택트렌즈를 착용하고 있으면 눈 표면이 건조해져 정확하게 판단하기 힘들기 때문이다.

병원에서는 좀더 정확한 방법으로 안구건조증을 검사한다. 눈 표면이 눈물을 얼마 동안 머금을 수 있는지 확인해 눈물이 마르는 시간을 조사하는 눈물막 파괴 시간 검사(BUT 검사)를 실시한다. 그 밖에 전용 시험지로 눈물 양을 측정하는 쉬르머 검사Schirmer's test를 실시하기도 한다. 눈물 상태와 눈의 표면 상태를 자세히 진찰해야 정확한 처방으로 치료할 수 있다.

안구건조증은 눈을 깜빡이는 횟수와 밀접한 연관이 있

다. 스마트폰 노안과도 관계있지만, 눈을 적절하게 깜빡이는 습관은 생각보다 중요하다. 눈을 한 번 깜빡이기만 해도 안약을 한 방울 넣는 것과 비슷하게 눈 표면이 촉촉해진다. 혼자 있을 때 눈을 촉촉하게 유지할 수 있도록 천천히 눈을 감았다 뜨는 동작을 반복해보자.

특히 눈이 큰 사람은 눈을 깜빡일 때도 좀더 신경 써야 한다. 눈이 큰 사람은 눈꺼풀이 가벼워 눈이 완전히 감기지 않는 경우가 많다. 따라서 눈 아래쪽까지 촉촉해지지 않는 경우가 많아서 눈 아래쪽이 초승달 모양으로 말라 있다. 그냥 내버려 두면 안구건조증을 유발할 수 있다.

눈을 깜빡이는 습관은 중요하다. 가끔 윙크하듯 눈을 천천히 감았다 뜨는 과정을 반복해보자. 우리가 잠자는 동안에도 안구건조증이 진행될 수 있다. 눈을 완전히 감지 않고 실눈을 뜨고 자는 습관이 있는 사람은 눈 아래쪽이 메마르게 마련이다.

잠에서 깬 직후에 눈에 핏발이 서 있다면, 눈을 반쯤 뜨고 자는 습관이 있는지 확인해보아야 한다. 눈이 완전히 감기지 않으면 눈 수분이 증발해 충혈될 수 있다. 우리가 자는 동안에는 누선이 활동을 멈춰 눈물이 분비되지 않기 때문이다.

눈 화장이 속눈썹 진드기를 부른다

평소 눈 화장을 즐기는 여성은 눈 화장이 눈 건강에 어떤 영향을 미치는지 알아두어야 한다.

눈 화장이 눈 건강을 위협할 수도 있다고 말하면, 자신과 상관없는 일이라며 어깨를 으쓱하는 여성이 많다. 그런데 눈 화장을 하지 않거나 화장을 연하게 하면 눈에 괜찮다고 잘라 말할 수는 없다.

색조 화장을 거의 하지 않거나 연하게 하더라도 대부분 여성들이 기본적인 피부 화장을 하기 때문에, 눈에는 늘 주의를 기울여야 한다.

예전보다 요즘 여성들은 훨씬 더 시간과 정성을 들여 화장한다. 눈 주위에 바르는 화장품 가짓수만 들어도 입이 떡 벌어진다. 아이섀도, 아이라이너, 마스카라는 기본이고, 특별한 날에는 속눈썹을 붙이기도 한다. 요즘에는 인형처럼 풍성하고 긴 속눈썹을 연출해준다는 속눈썹 연장 시술을 받는 여성도 많다. 물론 이런 제품들은 눈에 직접 닿지는 않는다.

다만 속눈썹 연장 시술에 사용하는 접착제 성분이 땀이나 눈물에 녹아나 눈으로 들어갈 가능성을 완전히 배제할 수 없다. 속눈썹 연장 시술을 받을 때는 제대로 된 곳에서 전문가에게 시술을 받아야 한다.

이제 소중한 눈 건강을 지키는 올바른 화장법에 대해 살펴보자. 특별히 다음과 같은 점들을 주의해야 한다.

● 아이 메이크업은 화장품이 눈에 안 들어가도록 조심한다.

아이라이너나 마스카라 등 눈 주위에 닿는 화장품을 눈두덩이 깊숙이 바르면 눈 안쪽에 있는 마이봄선(104페이지)

등을 막을 수 있다. 화장품이 눈 안에 들어가면 알레르기가 생기고 눈이 충혈될 수 있으므로 주의해야 한다. 화장품이 눈에 들어가지 않도록 화장을 마무리할 때 면봉 등으로 눈 주위를 가볍게 톡톡 두드려 닦아내자.

● 피부 화장에 필요한 파운데이션도 눈에 들어갈 수 있다.

색조 화장이나 아이 메이크업 등의 화장은 하지 않아도, 대부분 여성은 피부의 잡티나 결점을 감추기 위해 파운데이션 등을 쓴다. 그런데 파운데이션 등 피부 화장품은 눈에 들어갈 수 있고, 특히 눈을 뜨고 감는 동작이 큰 경우에는 더 쉽게 들어갈 수 있다.

● 아이 메이크업은 하는 것보다 지우는 게 더 중요하다.

귀찮다고 건성으로 대충대충 화장을 지우고 자는 습관이 있다면 습관을 바꾸어야 한다. 메이크업을 꼼꼼하게 지우지 못해 잔여물이 남아있으면, 눈 건강에 이상이 생길 수 있다. 예를 들어 아이라이너를 눈꺼풀 안쪽에 그렸다면 아이 메이크업 리무버로 깨끗하게 닦아내야 한다.

그런데 꼼꼼하게 닦아도 색조 화장 잔여물이 남을 수 있는데, 이는 눈에 아주 위험하다. 특히 속눈썹 연장 시술을 받은 사람은 붙인 속눈썹이 떨어지지 않도록 눈 주위를 살살 닦아내기도 하니 더욱 신경 써야 한다. 깨끗하게 지워지지 않은 화장품 잔여물이 눈으로 들어갈 수 있기 때문이다.

화장품이 눈에 들어가거나 깨끗이 지워지지 않은 경우 눈 주위가 불결해지기에 십상이다. 최악의 경우에는 '모낭충Demodex'이 번식할 수 있다. 모낭충은 속칭 속눈썹 진드기라고 부르는데, 눈 주위가 불결하면 대량으로 번식할 수 있는 위험한 것이다.

사실 이 속눈썹 진드기는 마이봄선과 관련이 깊다. 마이봄선은 속눈썹 뿌리 근처에 자리하고 있어 피지가 끼어 막히기 쉽다. 피지로 꽉 막힌 마이봄선에 세균이 들어가면 염증이 생겨 진드기의 온상이 될 수 있다.

속눈썹 진드기가 번식하면 주로 발진, 부어오름, 가려움

등의 증상이 나타난다. 이런 증상이 발생하면 이미 심각한 상황이다. 안과에서 핀셋으로 한 마리씩 잡아내야 진드기를 없앨 수 있다.

요즘 유행하는 반짝이 화장품을 즐겨 사용하는 여성의 경우에는 일명 '반짝이 눈물' 증상이 생길 수 있다. 수없이 많은 환자를 보면서 가장 놀랐을 때가 화장품이 눈에 들어가 반짝이는 눈물을 흘렸던 여성 환자 E씨의 사례다.

보통 눈을 깜빡이면 그 순간 눈물이 눈 안에서 파도처럼 출렁출렁 움직인다. 그런데 E씨의 경우는 특이했다. 눈물 속에 황금색 가루가 둥둥 떠다니면서 반짝반짝 빛을 내는 게 아닌가. E씨가 눈두덩이 안에 칠한 반짝이 메이크업 제품이 눈 안으로 녹아 들어가 눈물 속에서 떠다니고 있었던 것이다. E씨에게 눈물 상태가 정상이 아니라고 알려주고, 눈 화장하는 습관을 고치도록 권했다.

요즘도 E씨와 비슷한 환자를 매일 여러 명 진료한다. 반짝이 입자가 들어간 화장품을 지속해서 사용하면서 클렌징을 조금만 게을리하면 생각지도 못한 위험과 마주하게

된다. 화장은 하는 것보다 지우는 게 중요하다는 사실을 잊지 말아야 할 것이다.

젊어서도 찾아오는 녹내장과 백내장

녹내장이나 백내장에 대해서 한 번쯤 들어보았을 텐데, 정작 어떤 질병인지 제대로 알고 있는 사람은 드물다.

"그저 나이가 들어 노안이 와서 눈이 침침해진 줄 알았죠. 설마 제 눈에 병이 생겼을 줄이야. 누가 이런 병에 걸릴 줄 알았겠어요."

이렇게 말하면서 눈이 보내는 신호를 알아차리지 못하고 병을 키워서 오는 환자를 매일같이 보게 된다. 어쩌면 지금 여러분의 눈도 스마트폰 노안이나 일반적인 노안이 아닌, 녹내장이나 백내장으로 힘들어하고 있을지도 모른다. 녹내장과 백내장은 이십 대부터 발병할 수 있고, 뚜렷한 자각 증상이 없으므로 더 조심해야 한다.

"그동안 왜 모르고 살았을까요? 이 지경이 되기 전에 진작 알았더라면……." 하면서 병원에 와서야 가슴을 치고 후회하는 환자들을 보면 안타깝기 그지없다.

백내장은 수술로 치료할 수 있지만, 녹내장은 치료 시기를 놓치면 실명에 이를 수 있는 무서운 질병이다. 백내장이나 녹내장은 스스로 알아차리는 것이 어렵다. 안과를 찾아 정기검진을 받고 전문의 소견을 들어야 조기에 발견하고 치료할 수 있다.

감기 한 번 안 걸릴 정도로 건강에 자신 있는 사람이라도 나이를 먹으면 안과 질환이 발생할 수 있다. 특히 사십 대 이후에는 일 년에 한 번은 안과를 찾아 정기검진을 받아야 한다.

🗨 시야 결손이 나타나는 녹내장
노화로 발생하는 안과 질환 중에 특히 주의해야 할 질병이 녹내장이다. 녹내장은 보통 안압이 높아져 시신경이 손상되어 시야 결손이 나타나는 질병이다.

녹내장 수술 건수로 추정하면 일본인(18세 이상)의 시야 장애 원인 질환 1위를 차지한다. 40세 이상 일본인 스무 명 중 한 명이 녹내장이라는 통계도 있다.[•]

녹내장을 치료하지 않고 내버려두면 시야가 점점 좁아지다가 실명에 이를 수 있다. 녹내장의 무서운 점은 환자 대부분이 자신이 녹내장에 걸렸다는 사실을 알아차리지 못한다는 데 있다. 초기부터 중기까지는 자각 증상이 거의 없어 스스로는 알아차리기 어렵다.

[•] 우리나라에서도 보건복지부가 '2008~2011년: 원발 개방각 녹내장의 유병률, 인지도 및 위험 인자' 조사를 실시했다. 한국인의 녹내장의 위험 요소로는 안압 외에도, 연령과 성별, 생활습관, 기저 질환 등이 작용하는 것으로 나타났다. 안압의 높고 낮음에 관계없이, 연령이 높을수록 녹내장 유병율은 증가했다. 건강보험심사평가원의 조사 결과 녹내장 환자 수는 2011년 52만 5,614명에서 2015년 76만 7,342명으로 매년 증가하는 추세다. 관련 정보는 국민건강영양조사 홈페이지에서 확인할 수 있다(https://knhanes.cdc.go.kr/knhanes/index.do). _옮긴이

위험 요소로는 흡연 습관과 고혈압 등이 지목되고 있지만 확실하지 않다. 다만 가족 중에 녹내장 환자가 있는 경우 발병률이 높아진다는 통계가 있다. 조기에 발견하면 안약으로 진행을 늦출 수 있다.

● 검은자위가 탁해지는 백내장

정상적이라면 투명해야 할 수정체가 하얗게 변하거나 혼탁해졌다면 백내장 초기 단계일 수 있다. 주로 수정체 노화로 생기는 질병으로 나이가 들면 누구나 걸릴 수 있다. 다만 병의 진행 정도에는 개인차가 있다. 팔십 대가 되면 대부분 백내장이 진행된 상태다. 사물이 부옇게 흐려 보이다가 점점 진행되면 눈이 침침해지고 결국 보이지 않게 된다. 백내장은 수술로 혼탁해진 수정체를 제거하고 인공 렌즈로 대체해 시력을 회복시킨다.

흡연 습관과 고혈압도 백내장 위험 요인으로 작용한다. 백내장 예방을 위해서는 평소에 모자와 선글라스 등으로 자외선을 차단하는 습관이 중요하다.

충혈된 눈은 안과 질환의 신호

흰자위에 핏발이 서 있으면 혹시 눈에 이상이 생긴 건 아닌지 의심해보아야 한다. 가볍게 넘기지 말고 자신의 눈 상태를 관찰해보자.

충혈은 혈관이 두꺼워지는 증상이다. 혈관은 산소와 영양분, 백혈구, 림프구 등을 운반한다. 혈관이 두꺼워졌다는 것은 곧 무언가 이상이 생겨 혈관을 타고 움직이는 물질이 늘어난 상태라는 뜻이다. 예를 들어 세균이 침입하면 세균을 격퇴하려고 백혈구가 늘어난다. 또 안구건조증이 생기면 검은자위에 산소를 대량으로 공급하기 위해 눈이 충혈

될 수 있다.

보통 눈(결막) 충혈 원인에는 결막염, 안구건조증, 안구 피로 등이 있다. 감염으로 인한 결막염은 다른 사람에게 전염될 수 있으므로 개인위생에 철저히 신경을 써야 한다.

또 충혈이 심하면 심각한 질환을 의심해볼 수도 있다. 가령 '익상편pterygium' 등의 양성 종양이다. 익상편이 생기면 결막 증식 조직이 검은자위를 향해 뻗어 나간다. 또 혈관이 굵어지면서 눈이 항상 빨갛게 핏발이 서고 토끼 눈처럼 보인다. 자외선이 주요 원인이고, 이상이 생긴 부위를 절제해 치료한다.

흰자위는 공막sclera 위를 투명한 결막이 덮고 있는 형태로 돼 있다. 하얀 공막에 충혈이 생기면 검은자위 주위는 분홍색으로 변한다. 검은자위 주위가 평소와 달라 보인다면 각막염이나 포도막염uveitis(홍채虹彩, 모양체, 맥락막에 생기는 염증_옮긴이) 등 심각한 안과 질환으로 이어질 수 있다. 또 녹내장 발작으로도 충혈이 생길 수 있다.

어떤 경우든 눈 흰자위가 토끼 눈처럼 빨갛게 보인다면,

그냥 넘기지 말고 증상을 관찰해야 한다. 만약 시간이 지나도 상태가 나아지지 않으면 치료를 받아야 한다.

그런데 눈에 핏발이 서면 곧바로 안약을 넣는 사람이 있다. 안약을 넣고 몇십 분만 지나도 벌겋게 핏발이 섰던 눈이 맑아진다. 확실히 요즘은 효과 빠른 안약이 나오고 있다. 그러나 시중에서 손쉽게 살 수 있는 안약들은 일시적으로 증상이 사라진 것처럼 보이게 만들어줄 뿐이다.

충혈 증상을 낫게 해준다는 안약은 대개 혈관 수축제로 혈관을 강제적으로 조여 증상을 개선한다. 겉보기에 나아졌다고 해서 이런 안약을 무분별하게 사용해서는 안 된다. 혈관 수축제 성분이 들어간 안약을 지나치게 자주 사용하면 충혈 증상이 오히려 악화되는 부작용이 생길 수 있다.

이런 안약은 중독성이 있다. 눈을 예쁘게 보여주는 안약을 넣지 않고서는 외출할 수 없을 정도로 안약에 중독된 사람들이 늘고 있다. 많은 사람 앞에 서야 하거나 중요한 행사에 참석해야 하는 경우에는 일시적으로 안약의 힘을 빌릴 수도 있지만, 일상적으로 안약을 사용하는 습관을 들이면 눈에 좋지 않다.

눈에 문제가 있을 때는 쉽게 안약으로 해결하기 전에 충혈이 되는 근본 원인을 찾아서 치료하자.

치료와 수술 종류

　눈에 생길 수 있는 이상과 질병은 비단 스마트폰 노안에 국한되지 않는다. 마지막으로 안과에서 이루어지는 집중 치료와 수술에 대해서 살펴보자(라식이나 드림 렌즈에 대해서는 146~147페이지 참조).

　이 책에서 소개하는 방법으로도 눈 건강을 충분히 되찾을 수 있다. 다만 여기서 소개하는 치료와 수술은 일본을 기준으로 보험이 적용되지 않는 비보험 치료와 수술 중심으로 소개했다.

● 노안 치료

모노비전Monovision **라식** 한쪽 눈은 멀리, 다른 한쪽 눈은 가까운 곳이 잘 보이도록 좌우 시력에 차이를 두고 시력을 교정하는 라식 수술이다. 처음에는 좌우가 다르게 보여 불편할 수 있지만, 익숙해지면 먼 곳과 가까운 곳 모두 자연스럽게 볼 수 있게 된다. 콘택트렌즈로 수술 후의 상태를 미리 체험해볼 수 있다.

멀티포컬multifocal **라식** 특수한 레이저 조사 패턴으로 먼 곳과 가까운 곳이 두루두루 잘 보이는 효과를 내는 라식 수술이다. 원시인 경우에 시술한다.

레인드롭raindrop 작은 렌즈를 각막 내에 삽입해 각막 형태를 바꾸어 가까운 곳이 잘 보이게 해준다.

아큐포커스AcuFocus 검은 링을 각막 내에 삽입한다. 핀홀 효과Pinhole Effect(작은 구멍을 통해 앞을 볼 때 더 선명하게 보이는 현상_옮긴이)로 가까운 곳을 잘 볼 수 있게 해준다.

다초점 렌즈 삽입술 조절 능력을 상실한 수정체를 대신해 이중 또는 삼중 초점을 만들 수 있는 다초점 안내眼內렌즈를 삽입하는 수술이다. 일상생활을 할 때 안경 없이 지낼 수 있다.

● 라식 수술이 적합하지 않을 때

렌즈 삽입술 렌즈 삽입술이란 각막보다 더 안쪽에 렌즈를 삽입하는 시술이다. 라식처럼 각막을 깎아내지 않기에 각막이 얇거나 고도근시, 가벼운 원추각막圓錐角膜, conical cornea● 등 라식 수술이 적합하지 않은 사람에게도 시술할 수 있다. 라식 수술이 가능한 사람이라도 근시가 심한 경우 렌즈 삽입술을 선택할 수 있다.

렌즈 삽입술은 눈 안에 이물감이 느껴지지 않고 이물질이 끼어 더러워지지 않기 때문에 특별한 관리가 필요하지

● 정상 각막에서 변형이 발생되어 각막이 비정상적으로 얇아지면서 돌출된다. 두께가 감소한 부위의 각막은 돌출돼 마치 종 모양과 비슷하다. 처음에는 가벼운 근시가 나타났다가 점차 심해지고, 난시도 겹쳐서 결국 안경으로도 교정이 어려워지게 된다. _옮긴이

않다. 쉽게 말해 평생 사용할 수 있는 콘택트렌즈인 셈이다. 수술을 받은 환자들은 생각보다 불편하지 않고 시력 개선 효과가 탁월해 대부분 수술 결과에 만족한다.

● 각막에 질환이 있을 때

각막 이식 각막 이식이 필요한 질환에는 원추각막, 각막 혼탁, 수포성 각막염, 각막 이영양증 등이 있다. 기존에는 트레판Trepan이라는 기구로 각막을 원형으로 절취해 이식하는 방법을 주로 사용했지만, 요즘에는 레이저로 각막을 절개한다. 각막 이식에 레이저가 도입되면서 좀더 정교한 각막 이식 수술이 가능해졌다.

● 백내장 초기일 때

백내장 수술 백내장은 증상이 진행되면 일상생활에 지장이 생긴다. 시야가 부옇게 흐려지기 때문에 안경을 써도 증상이 개선되지 않는다. 백내장 수술로 수정체를 적출하고 인공 안내렌즈로 교환하면 시력이 회복된다.

예전에는 백내장 수술 위험성이 높아 마지막 수단으로 수술을 선택했다. 그러나 시력이 크게 손상된 백내장은 수술로도 완치가 힘들다. 요즘은 안내렌즈가 발달해 수술 안전성이 비약적으로 높아져 조기에 수술로 치료할 것을 권유한다. 수술로 인한 부담이 줄어들어 수술 후의 생활도 훨씬 쾌적해졌다.

눈을 대신할 수 있는 것은 없다

많은 이들이 눈 건강에 무관심하다. 오랫동안 진료하면서 젊어서 무절제한 생활을 거듭하다 당뇨 망막병증 등의 합병증이 생겨 창창한 나이에 시력을 잃는 안타까운 환자들을 수없이 보아왔다.

"시력을 잃기 전에는 볼 수 있다는 것이 얼마나 고마운지 깨닫지 못했습니다."

사람들은 뇌의 중요성은 잘 알지만 눈은 뇌보다 소홀히 대하는 경우가 많다. 눈은 우리가 특별히 신경 쓰지 않아도 잘 보이기 때문이다. 그러다 보니 시력을 잃은 후에 가슴을 치며 후회하는 환자도 많다.

'눈은 뇌로 들어가는 입구'라는 옛말이 있다. 사람은 외부에서 오는 정보의 85퍼센트 이상을 시각을 통해 얻는다고 한다. 건강한 사람을 대상으로 한 실험에서, 눈이 보이지 않는 상황이 되면 우리 뇌가 활성화되지 않는다는 보고도 있다(어려서부터 시각 장애가 있는 사람은 청각 등의 감각이 발달해 다른 결과를 낳는다).

즉 명쾌한 시각 정보가 뇌를 활발하게 만들어준다. 자기 머리로 생각하면서 활기차고 행복한 인생을 살고 싶다면 젊어서부터 좋은 시력을 유지해야 한다.

이 책에서 얘기한 스마트폰 노안을 통해 눈의 중요성에 대해 다시 생각하는 기회를 얻었기를 바란다.

스마트폰을 버릴 필요는 없다. 나는 이 책에서 스마트폰과 더불어 살아가는 방법에 대해 전하고 싶었다. 스마트폰을 현명하게 사용하면 좀더 편리하고 즐겁게 지낼 수 있다.

스마트폰에 휘둘려 수동적인 자세로 스마트폰을 사용하면 스마트폰이 내 삶을 이끌어가게 된다.

여러분을 대신할 사람이 없듯 무엇도 여러분의 눈을 대신할 수 없다. 부디 이 사실을 잊지 말고 소중한 눈을 잘 관리해나가기 바란다.

이 책을 읽고 지금까지의 생활 방식을 조금이라도 바꾸겠다는 마음이 든다면 글쓴이로서 그저 감사할 따름이다.

스마트폰 노안

지은이 아라이 히로유키
옮긴이 서수지

1판 1쇄 인쇄 2016년 11월 3일
1판 1쇄 발행 2016년 11월 11일

발행처 도서출판 옥당
발행인 신은영

등록번호 제300-2008-26호
등록일자 2008년 1월 18일

주소 경기도 고양시 일산동구 무궁화로 11 한라밀라트 B동 215호
전화 (02)722-6826 팩스 (031)911-6486

홈페이지 www.okdangbooks.com
이메일 coolsey@okdangbooks.com

값은 표지에 있습니다.
ISBN 978-89-93952-81-0 03510

조선시대 홍문관은 옥같이 귀한 사람과 글이 있는 곳이라 하여 옥당玉堂이라 불렸습니다.
도서출판 옥당은 옥 같은 글로 세상에 이로운 책을 만들고자 합니다.

이 도서의 국립중앙도서관 출판시도서목록(CIP)은 서지정보유통지원시스템 홈페이지
(http://seoji.nl.go.kr)와 국가자료공동목록시스템(http://www.nl.go.kr/kolisnet)에서
이용하실 수 있습니다(CIP제어번호: CIP2016023971).